Enders

Hausapotheke für den homöopathischen Patienten

Hausapotheke
für den
homöopathischen Patienten

Ein Lesebuch
für Laien und Studierende

Von Dr. med. Norbert Enders

Mit einem Geleitwort
von Prof. Dr. med. Mathias Dorcsi

4. Auflage

HAUG

Karl F. Haug Verlag · Heidelberg

CIP-Titelaufnahme der Deutschen Bibliothek

Enders, Norbert:
Hausapotheke für den homöopathischen Patienten :
ein Lesebuch für Laien und Studierende / von Norbert Enders.
Mit einem Geleitw. von Mathias Dorcsi. – 4. Aufl. – Heidelberg :
Haug 1991
(Reihe: Homöopathie und biologische Medizin)
ISBN 3-7760-1102-5

2. Auflage 1987
3. Auflage 1989
4. Auflage 1991

Titel-Nr. 2102 · ISBN 3-7760-1102-5

Gesamtherstellung: Konkordia Druck GmbH, 7580 Bühl/Baden

Inhalt

ZWEITER TEIL

Die Arznei

Der alte Arzt spricht Latein
Der junge Arzt spricht Englisch
Der gute Arzt spricht die Sprache seines Patienten
(unbekannter Autor)

Vorwort

Seit langem habe ich meinen Patienten dieses Buch versprochen, damit sie in Ruhe oder im Notfall zu Hause nachschlagen können, was ich ihnen während der Sprechstunde vermitteln durfte. Die Mehrzahl meiner Patienten ist auf diese Weise mündig geworden.

Ihr Wunsch ist es nun, ihre erlangte Mündigkeit ihren Angehörigen, Verwandten und Nachbarn weiterzugeben, da ihr Wohlbefinden Neugier und Nachfrage nach natürlicher Behandlung erweckt.

Die erlangte Mündigkeit umfaßt jedoch *nicht* die Behandlung *chronisch* erkrankter Menschen und die Behandlung der Person in ihrer ganzheitlichen Verfassung. Sie obliegt auch weiterhin dem Arzt des Vertrauens.

Die erlangte Mündigkeit wird durch dieses Buch untermauert mit arzneilichen Empfehlungen für *akute* Erscheinungen, für diese oder jene Beschwerde des Alltags. Keinesfalls berechtigt sie dazu, meine Hinweise als *Dauerbehandlung* zu verstehen, zu benutzen oder weiterzugeben.

Nicht die Zunahme der Apparatemedizin, deren diagnostische Vorteile über jeden Zweifel erhaben sind, sondern der zunehmende therapeutische Notstand und vor allem der Verlust menschlicher Begegnung von Arzt und Patient, haben diesen bewußter, zweifelnder und suchender werden lassen.

Die Homöopathie ist eine einfache Möglichkeit, dem menschlichen, diagnostischen und therapeutischen Zwiespalt entgegenzutreten. Ihre Individualität ist dem kranken Menschen zugeneigt, bemißt ehrfürchtig die heilende Kraft ihrer Arznei und demütig die wachsende Erfahrung.

Der homöopathische Arzt begegnet dem kranken Menschen in seiner Unvollkommenheit als einheitliches Wesen in der Beziehung zu seinem Selbst, zu seinem Umfeld und zu seinem Schöpfer.

Die Homöopathie ist eine einfache Möglichkeit, unser kränkelndes „Gesundheitssystem“ zu heilen. Je mündiger der kranke Mensch, desto geringer sein Anspruch an das „System“. Außerdem ist die Homöopathie kostensparend, unschädlich und somit menschenwürdiger.

Durch das Lesen dieses Buches und durch die Anwendung seines Inhaltes wünsche ich meinen Patienten, noch mündiger zu werden, und wünsche jenen, die wir uns erstmals begegnen, den ersteren nachzueifern.

Ich danke meinem Lehrer und Freund, Herrn Primarius Prof. Dr. med. *Mathias Dorcsi*, der mir die Idee gab, ein besserer Arzt sein zu können, und dies vorlebt.

Ich danke *Matthias Kiebel*, meinem Verwaltungshelfer, für seine schlaflosen Nächte am Textverarbeitungssystem.

Ich danke Frau *Marina Fröbisch*, meiner Sprechstundenhilfe, für unermüdliches Heim-Korrekturlesen.

Ich danke meinem Verleger-Freund, Herrn *Dr. Ewald Fischer* und seinem Produktionsstab für deren flexible und tolerante Verhandlungsbereitschaft mit einem pingeligen Autor.

Ich danke *Fleur* und *Butch Andolong* aus dem Fernen Osten für ihre tatkräftige Unterstützung in der Verwirklichung einer Idee, dem homöopathischen Arzneikasten zu diesem Buch.

Wiesbaden, im Herbst 1986 *Dr. med. Norbert Enders*

Vorwort zur 2. Auflage

Die rasche Folge der Wiederauflage dieses Bandes spricht für seinen Erfolg, den ich genieße. Damit nimmt meine Mission, mit seinem Inhalt – die Homöopathie als Volksmedizin – unters „Volk zu streuen“, ihren zielstrebigen Anfang.

Durch diesen Band durfte ich alte Begegnungen mit ehemaligen Patienten neu erleben, und viele neue Begegnungen mit kranken Menschen wurden ermöglicht. Aus der stets fließenden Zusammenarbeit mit meinen derzeitig betreuten Patienten stammen die ergänzenden Anregungen zur Erweiterung dieser Auflage. Ihnen allen sei Dank!

Ein neues Kapitel finden Sie unter *Insektenstiche,* die Kapitel *Sonnenstich, Durchfall* und *Niere* wurden ergänzt. Das Kapitel Ekzem wurde in den „Homöopathischen Hausschatz für Heilende“ übernommen. Die Arzneien *Aloe* und *Sarsaparilla* wurden hinzugefügt.

Eine Mischung aus Südsee-Geduld, orientalischer Gelassenheit und meiner pingeligen Sorgfalt bewirkte inzwischen auch die Vollendung der Arzneikästen. Sie wurden aus lebendigen Materialien geformt und ergänzt um eine *Notfall-Apotheke* für Verletzungen, Verbrennungen, Krämpfe, Herzanfall und Ohnmacht und um ein praktisches Kästchen mit 20 Hochpotenzen (D 200) für unterwegs.

Nun darf ich Ihnen wünschen, daß Sie weiterhin freudig lesen, lernen und wissend werden, und ich darf mir wünschen, den „Homöopathischen Hausschatz für Heilende“ noch besser für Sie zu gestalten.

Wiesbaden, im Frühjahr 1987 *Dr. med. N. Enders*

Geleitwort

Gerne komme ich dem Wunsch meines ärztlichen Freundes *Norbert Enders* nach, für sein Patientenbuch das Geleitwort zu schreiben. In einer Zeit der Übertechnisierung und Menschenferne der modernen Medizin ist es besonders zu begrüßen, daß ein erfahrener Arzt für seine Patienten und für die große Zahl homöopathischer Patienten eine Einführung und Anleitung zum Gebrauch der Homöopathie schreibt.

Lange bevor die Homöopathie wissenschaftlich anerkannt war und in Klinik und Universität ihren Einzug nahm, waren es Väter und Mütter, die in ihren Familien die Homöopathie erfolgreich einsetzten und hochhielten.

Das Interesse an naturgemäßen Heilweisen hat in der letzten Zeit auch bei den Studenten und jungen Ärzten Interesse gefunden. Überall finden Intensivkurse statt, in denen Ärzte die Homöopathie für sich und ihre Patienten erlernen. Damit ist es heute möglich, einen Arzt zu finden, dem sich der interessierte und erfahrene Laie anvertrauen kann.

Norbert Enders war einer der ersten in meinen Intensivkursen und einer der Begeisterten der Homöopathie. Nun hat er seine langjährigen Erfahrungen in diesem Buch zusammengestellt und damit beigetragen, daß zunächst seine Patienten die Gespräche und Anweisungen nachlesen und vertiefen können. Es wird aber auch eine wertvolle Hilfe für die praktizierenden homöopathischen Ärzte sein, die dieses Buch ihren Patienten empfehlen können.

Ich wünsche den Bemühungen *Norbert Enders* und diesem Buch viel Erfolg. Es möge beitragen, die Probleme unseres angeschlagenen „Gesundheitssystems“ lösen zu helfen.

Keine andere Medizin als die Homöopathie ist geeigneter, Gesundheit, Krankheit und Heilung neu zu überdenken und beizutragen, daß unsere Familien einbezogen werden, zusammen mit ihrem Arzt gesund zu werden und gesund zu bleiben.

Wien, im Herbst 1986 *Dr. med. Mathias Dorcsi*

Einführung

Die Homöopathie ist eine *Volksmedizin*, das heißt, sie ist Gemeingut des Volkes. Die Homöopathie ist Teil der Natur, der Mensch ist Teil der Natur in höherer Ordnung. Was die Natur hervorbringt, ist *geistiger Besitz* des Menschen, dem wir mit Zuneigung, Ehrfurcht und Demut begegnen müssen.

Die *Kunst des Heilens* ist: Ordnung schaffen! Ihre Dynamik ist rhythmisch, Rhythmus ist eine Frage des Taktes, Takt ist Ordnung. Schöpferische Ordnung bestimmt den dynamischen Rhythmus der Natur.

Der Mensch in seiner harmonischen Ordnung ist gesund. Seine *Gesundheit* ist das ausgewogene körperliche, seelisch-geistige und soziale Gleichgewicht und das subjektive Wohlbefinden seiner Person (*Dorcsi*). Der Mensch in seiner disharmonischen Unordnung ist krank. Seine *Krankheit* ist folglich ein Verlust seiner Dynamik, seines Rhythmus, seines Taktes, seiner schöpferischen Ordnung – ein Verrückt-sein seiner Ordnungsschranken.

Krankwerden ist also ein nicht faßbares, nicht meßbares, nicht quantitativ wägbares Geschehen an der Person des Menschen infolge einer äußeren oder inneren Störung seiner personalen Ordnung. Die äußeren und inneren Störungen sind eine äußere und innere Bedrohung seiner Existenz. Wenn ich bedroht werde, dann heißt das letztlich, daß ich mißachtet, gedemütigt, verletzt, *gekränkt wurde* und *krank werde.*

Gesundheit, Krankheit und Heilung sind von der Verfassung des Menschen in seiner Umwelt und von seiner ererbten Anlage zu bestimmten Schwächen abhängig.

Die *Verfassung* des Menschen umfaßt seine körperlich-leibliche und seelisch-geistige Verfassung in seiner Umwelt. Auch hier gibt es einsichtige Angaben aus dem Bereich der Psychologie und Soziologie. Diesen Angaben wurden homöopathische Arzneien zugeordnet. Doch hinter allen Angaben steht der Mensch als Person in seinem Schicksal, äußerlich durch seine Erscheinung, innerlich und in seiner Rolle in der Umwelt durch sein Verhalten und sein Benehmen. Die Verfassung, das

Verhalten, das Handeln und das Leiden sind die eigentlichen Gründe der ärztlichen Begegnung mit dem kranken Menschen und die eigentlichen Gründe mitmenschlichen Verstehens.

Die *Anlage* ist die angeborene Organminderwertigkeit und Systemminderwertigkeit, die angeborene Krankheitsbereitschaft. Bei den chronischen Krankheiten spielen die Verfassung und die Anlage eine wesentliche Rolle. Äußere und innere Einflüsse wirken als Auslösungen auf sie ein.

Die Homöopathie ist eine Behandlung des Anfanges, des Beginnes und der *Auslösungen*. Die auslösenden Faktoren sind leicht vom Arzt und vom Patienten erfaßbar und erklärbar. Wenige Arzneien genügen, um sie bei auslösenden Bedingungen einer Erkrankung einzusetzen und auch, um eine echte vorbeugende Behandlung zu betreiben.

Die Homöopathie ist von der Methode her keine Psychotherapie, sondern eher eine somatopsychische Therapie, denn der Arzneireiz setzt am Angriffspunkt der Arzneistoffe an und wirkt über das Organ, über das System und über feine Regelkreise auf die Ganzheit des Menschen und damit auch auf das Seelisch-Geistige.

Die Homöopathie ist eine *Methode*, die auf die Enthüllung des Besonderen der Erscheinungen abzielt. Das Besondere aber ist die Ganzheit, die Einmaligkeit, nämlich das, was uns zur Person macht (Verfassung). Was wir am kranken Menschen wahrnehmen, ist das sich Zeigende, sich Offenbarende, das ans Licht Gebrachte, die Vorkommnisse am Leib und in der Seele. Was verdeckt ist, soll aufgedeckt und verarbeitet werden. Die Verarbeitung durch den Arzt geschieht im Vergleich der Zeichen des kranken Menschen mit den Zeichen des Arzneibildes (Ähnlichkeitsregel).

Neben der wissenschaftlichen Erforschung der Krankheitsursachen und deren Auswirkungen gibt es noch einen anderen gerechtfertigten Weg in der Wissenschaft: Den erkrankten Menschen reden lassen, ihn anschauen, ihm zuhören und ihn verstehen.

Die *Kunst der Anamnese* besteht darin, den ganzen Menschen zu erfassen, indem der Arzt die Zeichen gewichtet, bewertet und bildhaft zusammenfügt, so daß letztlich das Bild des kranken Menschen mit dem Bild der Arznei übereinstimmen. Bei der Erfassung des kranken Menschen ist die Art der Erkrankung von geringster Bedeutung, weil die

Erfassung sich in jedem Falle auf den ganzen Menschen richtet. Daher gibt es in der Homöopathie keine Spezialisierung, keine Fachrichtung. Aus dieser Sicht sind klinische Befunde zwar dringend notwendig, aber alleine zu wenig, um einen Menschen zu erfassen in einem höheren Zusammenhang mit den Bedingungen des Organismus und in seiner Abhängigkeit von der Umwelt.

Die *homöopathischen Arzneien* stammen aus allen Bereichen der Natur, aus der Umwelt des Menschen (Gifte, Toxine) und aus den Krankheitsprodukten (Nosoden). Die Angaben über die Arzneien wurzeln im Wissen der Physik, der Chemie, der Pflanzenkunde, der Tierkunde, der Mineralienlehre, der Vergiftungslehre und der Medikamentenlehre. Die eigentlichen Quellen aber stammen aus der Geschichte ihrer Anwendung, aus der Erfahrung am Krankenbett und aus den Angaben der Arzneiprüfung am sensiblen gesunden Menschen. Aus dieser Quelle stammen auch die Angaben über die Verfassung, die Anlage, über die subjektiven Empfindungen des erkrankten Menschen und über die Möglichkeit einer bildhaften Erfassung und Vorstellung einer Arznei (Arzneibild). Durch diese bildhafte Vorstellung über die Arznei, setzen wir Ärzte uns in die Lage, sie dem Krankheitsbild, bzw. dem Bild des Menschen spiegelhaft entgegenzustellen.

Die *Verdünnung* und besondere Aufbereitung der Arznei (Potenzierung) ist notwendig, um Giftigkeit und Nebenwirkungen auszuschließen und um starke Arzneireaktionen (Verschlimmerungen) zu verhindern.

Die Angriffe gegen diese Verdünnungen sind beim heutigen Stand der Wissenschaft überholt und angesichts der Erfolge bei Neugeborenen, bei Bewußtlosen und bei Tieren nicht mehr haltbar. Hinzu kommt, daß wir größtenteils Potenzen verwenden, deren Wirkung mit den Möglichkeiten unserer herkömmlichen Medizin meßbar sind (Tiefpotenzen und Mittelpotenzen) und deren Verdünnungsgrade mit Spurenelementen, Vitaminen, Hormonen, Fermenten und Katalysatoren vergleichbar sind.

Die homöopathischen Arzneien gehören infolge der Potenzierung zu den billigsten, den unschädlichsten und damit zu den menschenwürdigsten.

So betrachtet ist die Homöopathie eine Erweiterung und Bereicherung unserer modernen Medizin. Sie gibt uns neben den technischen Fortschritten in Diagnostik und Pharmazie, bewährte Arzneien und eine menschliche Einsicht in den kranken Menschen.

Betrachten wir die Homöopathie von der Gewinnung der Arznei her, so ist sie naturgemäß. Betrachten wir sie von der Prüfung am Menschen her, so ist sie menschengemäß. Betrachten wir sie vom Arzneibild her, so ist sie menschengerecht.

Hinweise

1. Dieses Buch stellt keinen Anspruch auf Vollständigkeit. Es ist ein *Lesebuch* für Laien, die sich der Homöopathie verschreiben, und für junge Studierende der Homöopathie, denen hierdurch Mut gemacht werden soll, umgehend ihre Patienten mit homöopathischen Arzneien zu versorgen. Die empfohlenen Anwendungen der Arzneien im *ersten Teil* sind bewährter Natur. Jede offenbare und äußerliche Erscheinung ist jedoch nur eine Spur zur Tiefe der Person. Bei jedem Zweifel in der Entscheidung sollten Sie den erfahrenen homöopathischen Arzt zu Rate ziehen.
2. Suchen Sie bei einer Störung nicht nach Erklärungen ihrer eventuellen Ursache, sondern suchen Sie die passende, entsprechende Arznei. Fragen Sie *nicht* nach dem WARUM der Störung, *sondern* nach dem
WO der Störung (Ort, Ausdehnung, Aussehen) nach dem
WIE der Störung (Empfindung, Ausscheidung), nach dem
WANN der Störung (Beginn, Auslösung, Umstände).
Bei der Arzneiwahl steht die Auslösung an erster Stelle in Ihrer Entscheidung.
3. Zur besseren Auffindung sind die *Kapitel der Erkrankungen* alphabetisch geordnet. Wiederholungen im Text dienen der Einprägung. Die verschiedenen Druckarten im Text heben die wesentlichen Merkmale, das Charakteristische einer Störung (das WO, WIE, WANN) hervor zur besseren Abgrenzung bei der Arzneiwahl.
4. Der *zweite Teil* ist ebenfalls alphabetisch geordnet. Die Beschreibung der Arzneien hebt nur das Besondere, das Wesentliche hervor. Sie bezieht sich und begrenzt sich auf die im ersten Teil aufgeführten Arzneien.
5. *Gabengröße*: Eine Gabe entspricht fünf Tropfen oder fünf Kügelchen oder einer Tablette. Eine Gabe lassen Sie zehn Minuten vor oder nach dem Essen oder Trinken ohne Wasser auf der Zunge zergehen. Die meisten Arzneien werden in allen diesen drei Darreichungen angeboten. Einige Arzneien sind nur flüssig haltbar. Die Arzneien sind nur in der Apotheke erhältlich (apothekenpflichtig). Sie brauchen jedoch nicht

vom Arzt verschrieben zu werden (nicht verschreibungspflichtig), können also ohne Rezept erworben werden.

6. *Gabeneinnahme*: Bei akuten Störungen kann man eine Gabe stündlich oder zweistündlich wiederholen, wie im Text angegeben. Bei Nachlassen der Beschwerden nehmen Sie die Gabe weniger häufig, d.h. Sie richten sich bei der Gabeneinnahme nach der Intensität der Störung. Nach Besänftigung der akuten Störung werden die verschiedenen Potenzierungen mit folgender Regelmäßigkeit eingenommen:

bis D6 – dreimal täglich eine Gabe
bis D12 – zweimal täglich eine Gabe
D30 – einmal wöchentlich eine Gabe

Wenn nach einer Arzneigabe eine Besserung der Beschwerden eintritt, so warten Sie mit ihrer Wiederholung bis Sie den Eindruck haben, daß die Wirkung der Arznei nachläßt. Eine Steigerung der Arzneiwirkung durch Erhöhung der Einzelgabe oder durch vermehrte Wiederholung der Gabe ist nicht zu erwarten. Der Arzneireiz benötigt einen gewissen Zeitraum und einen bestimmten Zeitablauf, bis er anspricht. Dieser Arzneireiz wird durch ein Kügelchen oder einen Tropfen genauso erreicht wie durch zwanzig oder hundert. Aus diesem Grunde ist es auch nicht besorgniserregend, wenn Kinder – wie so gerne – ein ganzes Fläschchen mit Kügelchen auf einmal aufessen. Dies entspricht im Grunde einer Gabe.

7. Bei *akuten Störungen* setzen Sie die von Ihrem Arzt verschriebene Basisbehandlung vorübergehend ab und bei Nachlassen der Störung wieder ein.

8. Im *Notfall* können Sie jede Arznei in einem Viertel Liter Wasser auflösen und davon alle 5 Minuten einen gewöhnlichen Schluck trinken oder mit einem Plastikteelöffel eingeben.

9. Die homöopathischen Arzneien haben *keine Nebenwirkungen*. Bei sehr empfindsamen Menschen und bei zu häufiger Wiederholung der Arzneigabe kann es zu überschießenden verstärkten Reaktionen kommen, die jedoch nicht als schädliche Arzneiwirkung zu betrachten sind, sondern als Zeichen der richtigen Arzneiwahl. Nach Absetzen der Arznei klingt diese sogenannte *Erstverschlimmerung* schnell wieder ab. Im allgemeinen empfehle ich, bei Arzneien in D6 bis D12 diese drei Tage auszusetzen und danach mit weniger häufigen täglichen Gaben fortzufahren.

Erster Teil

DER KRANKE MENSCH

1. Abszeß

Der Abszeß in unseren Breitengraden ist selten geworden. Hygiene und vollwertige Nahrung haben dafür gesorgt. Nicht zu vergleichen mit den „Hungerbeulen“, die ich zu tausenden in den Armenvierteln Asiens erleben mußte, wo westliche Privilegien zwar bekannt, aber nicht vorhanden waren. Den westeuropäischen Abszeß erleben wir aufgrund eines Fremdkörpers, einer infizierten Wunde oder einer Blutvergiftung.

a) Wenn wir ihn anfangs nicht genauer unterscheiden können, sondern nur seine Erscheinung erfassen und er einem kleinen *Bienenstich* gleicht, dann nehmen wir

Apis D4

1 Gabe 1–2stündlich, besonders wenn er *juckt* und eine *kühle* Auflage *lindert.*

b) Ist er eher *hellrot*, hart, äußerst berührungsempfindlich, pocht und reißt er unerträglich, dann nehmen wir

Belladonna D30

1 Gabe täglich. Eine *warme* Auflage *lindert* die Beschwerden.

c) War eine kleine *Verletzung* der Haut vorausgegangen, dann heilt meist

Arnica D4

3x1 Gabe täglich. Der Abszeß ist dann hart, eher *dunkelrot* und sehr empfindlich.

d) Liegt eine *Blutvergiftung* zugrunde, sei es durch Verletzung von außen, durch unreine Spritzen, usw., dann nehmen wir

Lachesis D12

2x1 Gabe täglich. Der Abszeß erscheint eher *blaurot*, ist bretthart, sehr berührungsempfindlich, *Kühle lindert*. Oft ist die Blutvergiftung von hohem kontinuierlichem Fieber begleitet, und der Kranke phantasiert hörbar und unverständlich. So erlebte ich es bei meinem Piano-Freund *Herward*, von dem seine Frau *Erika* behauptete, er rede nicht wirrer als sonst auch. Er erhielt weiterhin Lachesis, und ein 20 Jahre alter Glassplitter in der Stirnhaut entzündete sich, stieß sich ab und heilte aus. Jetzt redet er weniger wirr!

e) Manche Abszesse habe ich erst gesehen, als sie schon eine *Eiterkrone* auf ihrem Gipfel trugen. Hier ist

Hepar sulfuris D12

2x1 Gabe täglich angezeigt, solange bis der Eiter sich entleert. Eine *feucht-warme* Auflage *lindert* den Schmerz.

f) Entleert sich der Eiter nicht, wird die Beule größer und weicher, dann nehmen Sie

Myristica D4

3x1 Gabe täglich. Diese Arznei ersetzt das chirurgische Messer, weshalb wir sie *„homöopathisches Messer"* nennen.

g) Nach der Eiterentleerung verbleibt meist eine *pfropfartige Höhlung*, die Sie gut mit

Silicea D6

3x1 Gabe täglich ausheilen, falls dies nicht vorher schon geschehen ist.

NOTIZEN:

2. Akne

Tiefgreifende Hemmungen der Person sind die Grundlagen dieser Papeln und Eiterpusteln, die für den Betroffenen als vordergründiges ästhetisches Problem zusätzliche Hemmungen in zwischenmenschlichen Beziehungen schaffen. Diesen verschlossenen Menschen begleitend zu öffnen, ist Aufgabe des homöopathischen Arztes.

a) Im Vorfeld kann bereits mit einer *kurativen Behandlung* begonnen werden, die sich durch Erfahrung bewährt hat. Geben Sie

Sulfur jodatum D4

3x1 Gabe täglich, vier Wochen lang. Wenn diese Arznei gut anspricht, verlängern Sie diese Kur um weitere vier Wochen. Sie *fördert* insbesondere die *Auflösung* (Resorption) der Pusteln.

b) Dieser tiefgreifenden Hautkur lassen Sie

Kalium bromatum D4

3x1 Gabe täglich folgen, ebenfalls vier Wochen lang mit beliebiger zeitlicher Verlängerung. Danach erst sollte die ärztliche Behandlung beginnen.

c) Während dieser Behandlungszeit legen Sie *Gesichtspackungen* auf mit

Luvos – Heilerde 2*

2 bis 3mal pro Woche, je nach Stärke der Akne-Ausdehnung. Über den Mineralienhaushalt der Haut unterstützt dieser naturreine Löß den Heilungsverlauf.

* Heilerde-Gesellschaft Luvos Just GmbH + Co, D-6382 Friedrichsdorf 2

NOTIZEN:

3. Angst

Jeder Mensch hat Angst. Die Angst ist der Hilfeschrei eines Menschen nach innerem Halt. Das gesteht auch der Männlichste unter allen Männern. Angst vor Ungewissem, vor Unheil, vor Krankheit, Dunkelheit und Tod, vor Hitze und Kälte, vor Ereignissen und Prüfungen, vor Alleinsein und Alleingelassenwerden, vor Plätzen und engen Räumen, vor Höhen und Tiefen, vor Hunden und Katzen, vor Dieben und Einbrechern, vor Gewitter, Sturm und Aufregung, vor Mißerfolg und Haltlosigkeit, Angst vor dem Teufel und der Offenbarung, Angst um den Nächsten, um den Geliebten. Die Angst, gedemütigt zu werden, die Angst, verletzt zu werden, die Angst gekränkt zu werden. Irgendwo und irgendwann begegnet uns die Angst in der Tiefe unseres Daseins und verwandelt uns zum Sosein mit bunter Vielgestaltigkeit an Störungen, Beschwerden und Mißempfindungen (*siehe auch Schulangst, Kapitel 64*).

a) Nichts im menschlichen Wesen ist logisch erklärbar. So erstaunt es uns, wenn ein eher *kräftiger, schlanker,* eher *vollblutiger Mensch* plötzlich, unerwartet an heftigen Angstzuständen leidet. Trotz *hochrotem Gesicht*, steht ihm der Tod ins Gesicht geschrieben. Es überfällt ihn heftige *Unruhe*, so daß er sich *bewegen* muß. Er öffnet die Kleider und die Fenster. Sein *Herz pocht heftig*, und er glaubt, der Infarkt oder der Schlaganfall bedrohe sein Leben. In seiner Angst *sucht* er *nach Menschen* und möchte *nicht alleine sein.* Angst *unter vielen Menschen,* Angst in *Kaufhäusern* und *Kirchen,* Angstanfälle *bei jedem Wetterwechsel*, bei *Wind*, *Sturm* und *Gewitter*, bei *Heftigkeit*, bei *Ärger* und *Aufregung.* Geben Sie einem solchen Menschen Ihre Nähe und

Aconitum D30

10 Tropfen in 1/4 Liter Wasser, und lassen Sie ihn alle 5 Minuten einen gewöhnlichen Schluck trinken. Sie nehmen ihm die *Angst zu sterben* und geben ihm wieder seinen Lebensraum, in dem er atmen kann.

b) Ganz anders verhält sich der *schlanke, blasse, hektische, überempfindliche* Mensch. Er hat Angst *vor allem Neuen*, vor *Begegnungen*, vor bevorstehenden *Ereignissen*, die das *Herz zerspringen* lassen, so daß er es *festhalten* muß. Angst vor *engen Räumen* und *engen Straßen*, so daß er immer *schneller geht* und *stolpert*, als ginge jemand mit der Peitsche hinter ihm. Angst, die *Zeit verginge* ihm *zu schnell*, so daß er überall zu früh erscheint. Angst über eine *Brücke* zu *gehen*, als könne er hinunterfallen. Angst, von einem *Turm hinunterzuschauen* mit einem Gefühl im Magen, als zwinge es ihn, sich hinunterzustürzen.

Argentum nitricum D30

1 Gabe einmalig, vor jedem solcher angstvollen Ereignisse heilt nicht nur die zittrige Furcht, auch stärkt sie uns bei *Unsicherheit* in uns und die geistigen Fähigkeiten.

c) Zart und empfindlich *wie eine Mimose* ist jener Mensch mit Angst beim *Alleinsein*, in der *Dunkelheit*, Angst bei *Gewittern* und bei *Heftigkeit*. Seine *Schwäche* bei körperlicher und geistiger Forderung produziert Angst bereits vor solchem Vorhaben. *Licht* und *Gesellschaft beruhigen* oder regen sein Gemüt angenehm an. *Kinder* gehen nicht allein zu Bett, wollen nicht einschlafen (wollen nicht die Augen schließen!) aus Angst vor *Gestalten, Geräuschen* und *Geistern*, die ihre lebhafte Phantasie zu ihrer Wirklichkeit gestaltet.

Phosphorus D200

1 Gabe einmalig, höchst selten gegeben, nimmt ihnen die Angst und die Erschöpfung.

d) Alle blassen, schlanken Menschen leiden unter ihrer Schwäche und ihrer Unsicherheit. Je schwächer ein Mensch, desto genauer, desto pingeliger, desto pedantischer wird er. Das sind gute Eigenschaften, wenn sie zur rechten Zeit, am rechten Ort und zum rechten Ziel gerichtet eingesetzt werden. Der *skrupelloseste* unter allen *Pedanten* ist jener Mensch, der nicht nur sich, sondern auch seiner Umwelt auf die

Nerven geht. Jede Unordnung im Äußeren und im Inneren bringt Schwäche, Verzweiflung, Unruhe, Angst und Selbstzerfleischung (Krebs). Die unruhigste innere Angst mit *leichenblassem*, verzweifeltem und *kaltem Gesicht* wie ein Mensch, der vergeht, *in Ohnmacht* zu drohen *fällt* oder kurz darauf tatsächlich vergeht. Die ständigen *Sorgen um mangelnde Ordnung* treiben ihn am Leben vorbei in die Dunkelheit, in den Tod.

Arsenicum album D30

10 Tropfen in 1/4 Liter Wasser gelöst und alle 5 Minuten einen gewöhnlichen Schluck getrunken, führen ihn zurück zu sich selbst und zum Lebenswerten.

NOTIZEN:

4. Asthma

Welch ein Hilfeschrei an die Umwelt bedeutet ein Asthmaanfall; verkrampft und beengt kann ich nicht mehr frei atmen, kann ich die Freiheit nicht mehr atmen, die mir Verantwortung für meine selbständige Entfaltung im Ich und im Du garantierte. Die Abhängigkeit von der Anlage und der Verfassung des asthmatischen Menschen wird Ihnen hierdurch offenbar. Im folgenden seien Ihnen nur *mitmenschliche Hilfen* gewährt für Auslösungen und Zustände.

a) Unterkühlung und Zugluft stehen am Beginn des *Erkältungsasthmas*. Es folgen trockene Hitze, Frost, Angst und Atemnot. Jede Erkältung schlägt auf die Bronchien. Der Erkrankte ist *rot, hitzig*, und *unruhig*, setzt sich auf, bewegt sich, öffnet das Fenster und möchte nicht allein sein, weil ihn die *nahende Todesstunde* tiefgreifend plagt.

Aconitum D30

1 Gabe in 1/4 Liter Wasser gelöst und alle 5 Minuten ein Schluck getrunken, behebt die Angst und die Verkrampfung, insbesondere wenn Sie ein eher *schlanker* Mensch sind.

b) Der eher *kräftige, rote* Mensch, der auf den geringsten Luftzug, selbst nach dem Haarwaschen beim Friseur, mit *Erkältungsasthma* aufwartet, ist dampfend hitzig, benommen, zeigt glänzende, verwirrte, ängstliche Augen, *verlangt nach Wärme* und Ruhe. Der begleitende Bellhusten verschlimmert sich abends beim Niederlegen und morgens beim Erwachen.

Belladonna D30

1 Gabe in 1/4 Liter Wasser gelöst und alle 5 Minuten ein Schluck genommen, stößt den erlösenden Schlaf an.

c) Wenn Ihnen durch berufliche, geschäftliche *Sorgen* beim Reden und Konzentrieren *der rote Faden entgleitet*, der Gedanke, der Satz abreißt und Sie verlegen erröten, wenn Sie dauernd schlaflos grübelnd im Bett liegen und den Ausweg aus den in sich kreisenden Gedanken mit asthmatischer Atemnot beantworten, dann nehmen Sie

Ambra D3

3x1 Gabe täglich, um den Kreislauf Ihres *nervösen Asthmas* zu unterbrechen.

d) Eine weitere Arznei für das *nervöse Asthma* ist für das *verzogene Einzelkind*, das jeden Ärger, jede Angst, jeden nicht erfüllten Wunsch mit einem Anfall beantwortet.

Mephites D6

3x1 Gabe täglich, ist auch für ähnlich geartete Erwachsene hilfreich.

e) Beachten Sie bitte bei den drei folgenden Arzneihilfen die Prozeßhaftigkeit der Erscheinungen. Der *Würge- und Brechhusten* ist von *grobblasigem* pfeifendem, kochendem Rasseln begleitet. Die *Wangen* des Leidenden sind *rot*, die *Zunge sauber* und rein, ihm ist übel, und er erbricht nach dem Hustenanfall. Geben Sie

Ipecacuanha D4

1 Gabe alle 10 Minuten oder 1 Gabe nach jedem Würgeanfall. Wenn dieser Mensch sich heftig über seinen Zustand entrüstet, wird ihn diese Arznei von seinem Leiden befreien.

f) Schwindet die Röte der Wangen, ergreift ihn *Blässe* und Kälte und ein *Würge- und Brechhusten* mit einem schwer auszuwerfenden, tiefsitzenden, *feinblasigen*, rasselnden Sekret, dann folgen Sie mit

Tartarus emeticus D6

1 Gabe 1–2stündlich, je nach Schwere des Zustandes, besonders wenn der Leidende zusehends erschöpft und verfällt.

g) Nehmen Erschöpfung und Verfall zu und vergesellen sich mit *todesängstlicher Unruhe*, mit quälendem, *trocken-brennendem* Erstickungshusten, dann lösen Sie

Arsenicum album D30

1 Gabe in 1/4 Liter Wasser auf und lassen alle 5 Minuten einen gewohnten Schluck trinken bis Erwärmung und Ruhe einkehren, besonders wenn sich die asthmatischen Erstickungsanfälle *um Mitternacht bis 3 Uhr* wiederholt einstellen, der Kranke trotz inneren Frierens nach kühler frischer Luft verlangt und dabei seinen Körper warm einmummt, so daß nur noch der Kopf mit seinem *totenmaskenhaften Ausdruck* sichtbar bleibt.

h) Droht der Asthmaanfall allabendlich beim Niederlegen zu beengen, giemt und pfeift die Atmung *wie durch einen Badeschwamm* gepreßt, dann wird Ihnen

Spongia D3

3x1 Gabe täglich, bzw. 1 Gabe alle 10 Minuten im Anfall sehr hilfreich werden.

i) Hindert Sie die *Angst vor einem drohenden Asthmaanfall* am Zubettgehen, so wird Ihnen

Carbo vegetabilis D30

1 Gabe abends, diesen Schritt erleichtern. Sie heizt die Kräfte wieder auf, die Ihnen so rasch erlöschen.

NOTIZEN:

5. Augenbeschwerden

a) Jede *akute Entzündung* am Auge, sei es am Lidrand (Blepharitis), an der Bindehaut (Konjunktivitis), Regenbogenhaut (Iritis), Augeninnenhaut (Uveitis, selten) oder Netzhaut (Retinitis) verlangt schon *im Beginn* der geringsten Beschwerden

Aconitum D30

1 Gabe einmalig. Besonders, wenn sie *plötzlich*, unerwartet und mit Heftigkeit auftreten. Sie sind meist die Folge von Unterkühlung durch Zugluft bei entsprechender Empfindlichkeit der Person. *Lokale Kühle* lindert die Schmerzen.

b) Lindert *lokale Wärme* die Beschwerden und besteht eine äußerste Empfindlichkeit gegen Berührung und Licht, dann ist schon die zweite Entzündungsarznei

Belladonna D30

1 Gabe einmalig angezeigt, die so rasch lindert, wie die Störung auftrat. Für alle anderen Entzündungsarten lassen Sie beim Augenarzt eine Diagnose stellen. Aber vergessen Sie nicht: Ihr homöopathischer Arzt hält eine Arznei für Sie bereit, selbst wenn es sich um die gefährliche Gürtelrose *(Herpes zoster)* der Hornhaut handelt.

c) Immer häufiger tritt die *Netzhautblutung* oder die Neigung dazu auf. Sie sind zwar auf dem entsprechenden Auge vorübergehend blind und der Laserstrahl „näht" den Netzhautriß wieder zusammen, aber für den *Notfall* halten Sie sich jedenfalls

Phosphorus D200

in Ihrer Hausapotheke, damit Sie im Beginn alle 10 Minuten eine Gabe davon nehmen können.

d) Besorgen Sie sich gleich für die *Nachbehandlung*

Crotalus D12

3×1 Gabe täglich, falls Sie Ihren Arzt nicht erreichen.

e) Für die *leichte Bindehautreizung* hat die Homöopathie eine schöne Arznei

Euphrasia D3

3×1 Gabe täglich; im Volksmund der Augentrost genannt. Sie ist auch als Augentropfen von der Firma „Wala"* erhältlich.

f) Eine andere Art von *Augentropfen,* die wir Naturheilärzte gerne verwenden, sind

Cinneraria

3×1 Gabe täglich in die Augen, von der Firma „Wala"* oder

Conjunctisan A

3×1 Gabe täglich in die Augen, von der Firma „Vitorgan"**, beim *grauen Star* (Katarakt) und *grünen Star* (Glaukom). Beide Erkrankungen bedürfen jedoch ärztlichen Beistands.

NOTIZEN:

* Fa. Wala, D-7325 Bad Boll
** Fa. Vitorgan Arzneimittel GmbH, Postfach 4240, D-7302 Ostfildern 1

6. Ärger

Hinter Ärger steht aggressive Kraft und Handlung. Der Liebreiz ist verlustig gegangen zu ungunsten einer Bedauernswertigkeit. Wenn ich mich ärgere, ärgere ich mich am meisten über den Umstand, daß ich mich ärgere. Welch ein Teufelskreis an Kraftaufwand und Kraftverschwendung! So erleben wir diesen Menschen am Ende schwach, erschöpft und hoffnungslos verzweifelt.

a) Überempfindliche, übererregbare, *überreizbare* Menschen beantworten die kleinste Kränkung, den *geringsten Widerspruch*, den *leichtesten Schmerz* mit zorniger, wütender Erregung. Sie sind von hitzigem Temperament, der Hitze unverträglich, *wissen* im Zorn *nicht*, *was sie* tun und *wollen*, sind schwer zu trösten, und nur eine kalte Dusche und

Chamomilla D30

1 Gabe einmalig, kann sie und ihren Ärger besänftigen.

b) Der nervöse, gereizte Mensch, den die *Fliege an der Wand* stört, der seinen Ärger hineinfrißt und hinunterschluckt, tut dies zusammen mit viel Essen und Durcheinandertrinken, worüber er sich wieder ärgert, weil der Magen drückt, der Stuhl verstopft, das Hirn *verkatert*. Er sollte nicht vergessen, bevor er hineinzufressen beginnt

Nux vomica D30

1 Gabe einmalig, hinunterzuschlucken. Es erspart ihm die Folgen und einen ärgerlichen Folgetag.

c) Auch jener schluckt alles hinunter, und der Ärger frißt in seinem Magen ein Geschwür. Er sitzt angespannt und zittrig am Tisch, mit *tiefgefurchtem* Gesicht stopft er seinen Ärger mit Essen in den Bauch.

Dieser bläht sich auf *wie eine Trommel* zum *Zerplatzen*, wie auch seiner Seele zumute ist.

Argentum nitricum D30

1 Gabe einmalig verhütet sein tatsächliches Zerplatzen.

d) Ihm *läuft die Galle über* und der Hexenschuß schießt heftig ein, wenn er nach langer Geduld den Faden und die Fassung verliert. Er ist klein, *rundlich, rot, kräftig* und heftig wie sein Zorn und Ischias.

Bryonia D3

1 Gabe alle 10 Minuten, wenn Galle und Ischias ihn folglich plagen.

e) Ähnlich heftig ist der Zorn jenes Menschen, der sich in der Folge mit heftigen Galle- und Magenschmerzen *krümmt*. Der Ärger und Schmerz *schießt* hinein *wie mit Messern* und der Stuhl schießt heraus wie Wasser.

Colocynthis D4

1 Gabe alle 10 Minuten oder 1 Gabe in D200 einmalig, verhindern jegliche krümmende Entgleisung.

f) Es sei noch erwähnt jener an sich *gelassene* Mensch, dem *nach Ärger* und *Aufregung* der ganze Körper und sämtliche Glieder *zittern*. Er sollte vor jeder unangenehmen Begegnung, *vor* jedem vorauszusehenden unangenehmen *Ereignis*

Gelsemium D30

1 Gabe einmalig einnehmen. Sie werden überrascht sein und vergeblich auf Ihr gewohntes Zittern warten. Erscheint es dennoch aus der Heftigkeit des Ereignisses, so bleibt Ihnen eine weitere Gabe zur Besänftigung Ihrer Nerven. Bald werden Sie es nicht mehr brauchen.

NOTIZEN:

7. Bettnässen

Vielgestaltige Auslösungen liegen diesem Übel zugrunde, ebenso viele wie Arzneien in Frage kommen. Deshalb sollten Sie Ihren Arzt zu Rate ziehen, auch um klinische, organische Ursachen auszuschließen. Ich darf Ihnen hier nur eine empfehlende *Anbehandlung* vermitteln, die sich bei vielen Kindern bewährt hat. Geben Sie die folgenden drei Arzneien aufeinanderfolgend je einen Monat lang.

Ferrum phosphoricum D12

2x1 Gabe täglich 1 Monat, dann

Causticum D12

2x1 Gabe täglich 1 Monat, dann

Equisetum D4

3x1 Gabe täglich 1 Monat

Bei Mißerfolg lassen Sie Ihren Arzt die passende Arznei für Ihr Kind finden.

NOTIZEN:

8. Blase

Viele Menschen, in erheblichem Übermaße sind es Damen, planen ihre Wege außerhalb des Hauses entsprechend der erreichbaren Toiletten, die ihnen unterwegs zur raschen Verfügbarkeit stehen. Sie leiden an einer *Reizblase*. Für den, den es betrifft, das abscheulichste Leiden, besonders wenn es ein dauerhafter oder zeitweise wiederkehrender chronischer Zustand ist. Der akuten Erscheinung liegen am ehesten *Auslösungen* zugrunde wie Angst, Aufregung, Überanstrengung, Unterkühlung und Durchnässung. Das Wissen um die Auslösungen erleichtert die Auslese der Arznei und steht in der Homöopathie in bezug auf Gewichtung *an erster Stelle*. Erst danach sind die lokalen Empfindungen wie Stechen und Brennen, während oder nach dem Harnlassen von Bedeutung. Von geringster Bedeutung ist das Ergebnis der Urinanalyse. Bakterien sind nur *Indikatoren*, nicht *Initiatoren* einer Erkrankung.

a) Wenn ich mir, trotz Nachdenkens, keiner Auslösung bewußt bin, ist die erste Arznei für die *Reizblase*

Petroselinum D6

3x1 Gabe täglich, besonders wenn der Blasendrang obendrein 4 bis 5 mal nächtlich meine Ruhe stört.

b) Die *nervöse Reizblase*, wenn sie akut, plötzlich im falschen Augenblick, am falschen Ort auftritt, dann nämlich wenn ich als ganze Person nervös und *aufgeregt* bin, reagiert beruhigend und entspannend auf

Aconitum D30

1 Gabe einmalig, bei eher *schlanken* Menschen. Ebenso ausgleichend wirkt

Belladonna D30

1 Gabe einmalig, bei eher *rundlichen* Menschen mit *zartroten* Wangen wie eine Tollkirsche.

c) Der *hektische* Mensch, der von innerer Spannung getrieben wird, als stünde einer mit der Peitsche antreibend hinter ihm, der *vor jedem Ereignis*, groß oder klein, ständig zur Toilette rennen muß, weil ihn der *Harndrang* plagt, dieser Mensch braucht

Argentum nitricum D30

1 Gabe einmalig, sobald ihn das bevorstehende Ereignis zu belästigen beginnt. Diese Arznei beruhigt nicht nur seinen Toilettenzwang, sondern auch den Rest seines Sonnengeflechts.

d) Der Blasendrang als Folge von *Überanstrengung*, von *Unterkühlung* und/oder *Durchnässung* hat in

Rhus tox D30

1 Gabe einmalig, mit eventueller Wiederholung nach 6 Stunden, seine beste Arznei (*siehe auch Erkältung, Kapitel 14*).

e) Empfindliche Menschen, die jedoch auf die *leichteste Unterkühlung* reagieren, kaum daß sie sich auf eine kühle Mauer setzen, in eine kühle Wiese legen, auf einen kalten Stuhl niederlassen, antworten ebenso empfindsam auf

Dulcamara D6

3 × 1 Gabe täglich, besonders wenn ihnen das *feucht-kalte* Wetter zu schaffen macht.

f) Kaum schmerzte bisher die Blase. Der Drang stand im Vordergrund. Schmerzen beginnen eigentlich mit der *Entzündung*. Sehr selten beginnt sie mit heftigem *Stechen* oberhalb des Schambeins, als habe eine *Biene* dort gewütet.

Apis D30

1 Gabe einmalig, dürfte genügen, um dieses Stadium der Entzündung günstig zu regulieren.

g) Häufiger wird schon das heftige *Brennen während* des Harnlassens empfunden. Nun, alles was mit Blase und Brennen zu tun hat – so denken wir ganzheitlich – spricht für

Cantharis D6

3 × 1 Gabe täglich, als heilende Arznei, so wie *Cantharis* als bekanntes Canthariden-Pflaster *brennende Blasen* hervorruft.

h) Dauert die Blasenentzündung fort, spricht sie nicht mehr auf *Cantharis* an, aber *brennt* weiter, *verlieren* Sie bei jeder erschütternden Bewegung, bei jedem Husten, Niesen und Lachen *tropfenweise* Urin, was Sie nur durch Feuchtwerden Ihres Südpols bemerken, dann brauchen Sie jetzt

Causticum D4

3 × 1 Gabe täglich, bis Sie sich die Einlagen in den Unterhosen ersparen können.

i) Die *fiebrigen* Entzündungen richten sich bei der Arzneiwahl nach der Erscheinung des Fiebers, die Sie dort in *Kapitel 16* nachsehen mögen. Denken Sie beim *Schüttelfrost* daran,

Pyrogenium D30

1 Gabe einmalig zu nehmen, um eine *Blutvergiftung* zu vermeiden.

j) Bei allen Blasenerkrankungen, wie auch bei allen Nierenleiden (*siehe*

Niere, Kapitel 44), ist es von besonderer Wichtigkeit die Niere zu spülen, zu drainieren. Eine bewährte Mischung aus zwei Arzneien zu gleichen Teilen, *Nierentropfen* genannt,

Berberis D3
Solidago D3

3 × 10 Tropfen täglich, zusätzlich zu allen bereits beschriebenen Arzneien, leistet hierfür beste Dienste und leitet die Gifte (Toxine) mit dem Harn aus Ihrem Körper.

NOTIZEN:

9. Blinddarmreizung

Der Blinddarm, der Wurmfortsatz, sitzt im rechten Unterbauch. Dort wird die *beginnende Entzündung* als Schmerz empfunden. Er zwingt zum Krümmen des Körpers nach vorne, und im Liegen werden die Beine angezogen. Bevor Sie Ihren Hausarzt rufen, bzw. bei bedrohlicher Erscheinung gleich in die Klinik fahren, sollten Sie die *Art des Schmerzes* unterscheiden. Dadurch haben Sie die Gewißheit mit der passenden Entzündungsarznei, das Geschehen zu regulieren, gleich ob eine Operation folgt oder nicht. Die leichte gelegentliche Reizung können Sie auf alle Fälle mit den folgenden Arzneien beherrschen, auch wenn es sich versehentlich um eine leichte Entzündung des Eierstocks handelt. Seine Lage in Blinddarmnähe vertuscht die exakte Unterscheidung. Sie ist jedoch für die homöopathische Behandlung unerheblich.

a) Beginnt es im rechten Unterbauch zu *stechen* und *verschlimmert Druck* den Schmerz, dann legen Sie einen *Eisbeutel* auf, beobachten, ob er *lindert* und nehmen

Apis D4

1 Gabe stündlich. Sie sind dabei praktisch *durstlos.*

b) Beschert Ihnen der *Druck mit der Faust* in den rechten Unterbauch *Linderung,* dann legen Sie einen *feucht-warmen* Umschlag auf und nehmen

Bryonia D3

1 Gabe stündlich. Hierbei haben Sie *viel Durst*, einen trockenen Mund und trockene, teilweise sich schälende Lippen. Im allgemeinen werden Sie mit diesen beiden Arzneien Erfolg haben. Mit meiner Kindergarten-Freundin *Claudia* habe ich dieses Spiel zwei Jahre lang konsequent

getrieben, bis der Blinddarm sich nicht mehr meldete. *Claudia* ist stolz darauf.

c) Auch wenn Sie schon unter klinischer Beobachtung stehen, haben wir noch Hilfen, die Sie zusätzlich geben sollten. Bei drohender Blutvergiftung mit *septischem Fieber*, zwischendurch *Frost*, ohne Schwitzen, trockenem Mund und viel Durst, eventuell Übelkeit und Erbrechen, nehmen Sie

Lachesis D12

2 × 1 Gabe täglich. Nimmt der Frost, der wie Schauer über den Rücken läuft, trotz des hohen Fiebers zu, so daß Sie am ganzen Körper *schütteln*, dann nehmen Sie

Pyrogenium D30

1 Gabe sofort bei Beginn des Schüttelfrostes, auch wenn man Ihnen in der Klinik bereits Antibiotika verabreichen sollte. Der bedrohliche Verlauf wird durch diese Arzneien zumindest gelindert.

NOTIZEN:

10. Blutdruckkrise

Beim Blutdruck spielt die Gesamtverfassung des Hoch- oder Niederdruckpatienten die entscheidende Rolle. Deshalb entscheidet nur der Arzt die Arznei der Wahl, um eine gründliche Heilung herbeizuführen. Der Hochdruckpatient leidet jedoch unter gelegentlichen krisenhaften Zuständen, wodurch auch immer bedingt, für die ich ihm eine *erste Hilfe* empfehlen darf.

a) Bei *plötzlichem* Blutstau im Kopf mit höheren Blutdruckwerten als gewöhnlich, mit sorgenvoller Erregung und *ängstlicher Unruhe*, die zur Bewegung, zum Auf- und Abgehen, zum Öffnen des Fensters zwingt, lösen Sie

Aconitum D30

10 Tropfen in 1/4 Liter Wasser auf und nehmen davon alle 5 Minuten einen gewohnten Schluck, bis die innere Ruhe wiederkehrt. Den Rest der Lösung können Sie 24 Stunden stehenlassen für eine eventuelle Wiederholung der Krise.

b) Eher *rundliche* Menschen, deren Blutdruck beträchtlich ansteigt, sobald drückende *Schwüle* sie umgibt, die dabei *schwitzen*, pusten und sich beklagen, brauchen

Belladonna D30

1 Gabe einmalig mit bedarfsweiser Wiederholung der Gabe.

c) Der ältere Mensch, der zur *Gefäßverkalkung* neigt, dessen Blut sich am Herzen und im Kopf staut und ihn vorübergehend verwirrt, braucht für diese Krise

Glonoinum D30

1 Gabe einmalig. Nach 1 bis 2 Stunden kann die Gabe wiederholt werden. Dieser Hochdruck birgt die Gefahr eines *Schlaganfalles*. Beugen Sie rechtzeitig vor!

NOTIZEN:

11. Blutungen

Aus welchen Körperöffnungen auch immer, Blutungen sind ein so bedrohliches, erschreckendes Ereignis, daß sie, in den vereinzelten Kapiteln beschrieben, hierunter nochmals überschaubar aufgeführt werden sollen, um in der betroffenen Situation einen raschen Zugriff zu gewähren.

a) Die *Netzhautblutung*, meist an einem Auge, wird als plötzliche Verdunkelung empfunden *(siehe auch Augenbeschwerden, Kapitel 5).*

Phosphorus D200

1 Gabe alle 10 Minuten, wobei 3 Gaben insgesamt ausreichen dürften.

b) *Nasenbluten* hat vielerlei Ursachen. Wenn es häufig wiederkehrt, brauchen Sie ärztlichen Rat. Zunächst jedoch, wenn es plötzlich, ohne ersichtlichen Grund, *hell* und heftig blutet, hilft Ihnen auch hierbei

Phosphorus D200

1 Gabe alle 10 Minuten bis zum Versiegen der Blutung.

c) Hellhäutige, blonde, *blutarme* pubertierende *Jugendliche* mit häufigem hellem Nasenbluten brauchen

Ferrum phosphoricum D12

2×1 Gabe täglich, um auch die Blutarmut, die Erschöpfbarkeit und die Empfänglichkeit für Krankheiten zu bessern.

d) Die Blutung bei Nasenpopeln ist als *Folge einer Verletzung* zu verstehen, weshalb wir

Arnica D200

1 Gabe einmalig geben und das blutende Nasenloch fest an die Nasenscheidewand andrücken, damit das verletzte Blutgefäß verschlossen wird.

e) Bisher haben wir nur von hellen, flüssigen Blutungen berichtet. Hier nun eine Blutung, die *dunkel* und *flüssig* erscheint. Diese behandeln Sie mit

Crotalus D12

2×1 Gabe täglich über 6 Wochen, damit die Nase nicht wieder blutet.

f) Während der Pubertät der Mädchen und während der Wechseljahre erscheint gerne eine *dunkle,* zähe, *klumpige* Blutung. Sie ist mit

Crocus D12

2×1 Gabe täglich über 6 Wochen auszuheilen.

g) Wenn in der Pubertät die *Regelblutung* fällig wäre, aber *ausbleibt* und *anstatt* dessen die Nase blutet, dann ist unsere bewährte

Pulsatilla D4

3×1 Gabe täglich über drei Perioden angezeigt. Sie reguliert auch den Rhythmus der Regel.

h) Das *Zahnfleischbluten* erscheint nur bei und nach dem *Zahnziehen (siehe auch dort, Kapitel 80)* bedrohlich. Nehmen Sie möglichst schon vorher

Arnica D200

1 Gabe einmalig. Es lindert zusätzlich die Schmerzen der *Verletzung.*

Das morgendliche Zahnfleischbluten *beim Zähneputzen* behandeln wir mit

Acidum salicylicum D12

1 Gabe morgens nüchtern über längere Zeit bis das Zahnfleisch gestärkt ist.

i) *Magenbluten* und *Bluterbrechen* sind ein dramatisches Geschehen. Sicherlich bedarf diese Erscheinung klinischer Beobachtung und Diagnostik, um die Blutungsquelle ausfindig zu machen. Bevor Sie aber den ärztlichen Notdienst rufen, geben Sie

Ipecacuanha D4

1 Gabe alle 10 Minuten. Mit dieser Arznei konnte ich erleben, wie das Bluterbrechen nach kurzer Zeit nachließ und ein Klinikaufenthalt vermieden wurde.

j) Das Gleiche gilt für Blutungen *aus dem After.* Eine Spiegelung wird kaum vermeidbar sein, besonders bei dunklen Blutungen. Helles Blut, das dem Stuhl aufgelagert ist, hat seine Quelle in blutenden *Hämorrhoiden,* innerlich oder äußerlich. Meist jucken und schmerzen sie heftig.

Acidum muriaticum D6

3×1 Gabe täglich bis zur Erleichterung, hat sich hierfür sehr bewährt. Für eher *massive helle* Blutungen aus dem Darm ist wieder

Phosphorus D200

1 Gabe einmalig, die Arznei der Wahl. Selten muß eine Gabe wiederholt werden.

k) Starke *Periodenblutungen* mit anschließender Erschöpfung behandeln Sie lange Zeit über drei Perioden hinweg mit zwei Arzneien *(siehe Periode, Kapitel 49).*

Calcium carbonicum D6

1 Gabe morgens täglich und mit

Kalium carbonicum D6

1 Gabe abends täglich.

Die *Zwischenblutung* während des Eisprungs wird erfolgreich mit

Bovista D6

1 Gabe 2stündlich behandelt. Auch *dunkelrote* starke Regelblutungen können Sie mit dieser Arznei günstig beeinflussen.

NOTIZEN:

12. Durchfall

Der akute Durchfall ist wie beim *Oberbauchsyndrom (siehe Kapitel 45)* meist eine Verdauungsstörung in der Folge von genußreicher Nahrungsaufnahme oder Nahrungsunverträglichkeit, aber auch von Wettereinflüssen.

a) Die häufigste Störung plagt uns als Folge von *Durcheinanderessen* und *Durcheinandertrinken*.

Nux vomica D30

1 Gabe einmalig hilft rasch, falls Sie vergaßen, es vorbeugend einzunehmen. Üblicherweise heilt diese Störung ohne mitmenschliche Arznei (*Dorcsi*) aus, jedoch unterstützt sie die *Entgiftung der Leber*.

b) Als Folge von *fettigem Überessen*, mit sichtbar geblähter Magengegend und *Gären* im Bauch ist

Carbo vegetabilis D30

1 Gabe einmalig, eine äußerst hilfreiche Arznei.

c) Weniger spontan heilend sind wäßrige erschöpfende Durchfälle mit anschließendem *Ohnmachtsgefühl*, meist als Folge von *Wettereinfluß* oder allgemeiner *Erschöpfung*. Hier hilft

Veratrum album D30

1 Gabe 2stündlich, wenn Ihnen gar schwummrig im Kopf, aber nicht übel ist.

d) Große Übelkeit, Hinfälligkeit, *Totenelendigkeit*, Blässe mit *kaltem Schweiß* als Folge von *Nahrungsvergiftung* oder Kostumstellung in fremden Ländern und gußweise erschöpfendem Durchfall, eventuell mit gleichzeitigem Erbrechen fordert

Arsenicum album D30

1 Gabe 2stündlich. Es hilft erstaunlich rasch, was ich auf meinen vielen beruflichen Fernreisen in den Orient und nach Lateinamerika dankbar erleben durfte, da ich, neugierig von Natur und Charakter, allzu gerne die brutzelnden Speisen der Straßenverkäufer ausprobiere.

e) Eher *explosionsartige* Durchfälle nach Kostumstellung im Orient und Occident mit aufwerfenden Blähungen, die im Bauche kollern und rumpeln, heilen mit

Aloe D6

3 × 1 Gabe täglich mindestens, je nach Heftigkeit des Dranges auch dazwischen eine Gabe. Diese Arznei ist besonders angezeigt, wenn der *Schließmuskel* des Afters sich *unsicher* erfühlt. Wir meinen, Winde zu lassen und erleben den eher wäßrigen Stuhl in der Hose. Mein Chirurgen-Freund *Herbert* kannte diese Erscheinungen über 20 Jahre lang, die ihn besonders beim langen Operieren plagten, weil obendrein der Saal stank wie die Pest. Für ihn war diese Arznei eine existentielle Offenbarung.

f) Wenn die Natur uns wieder mal einen Sommer bescheren sollte mit Sonne, *Hitze* und aalendem Wohlbefinden, Sie oder Ihre Kinder jedoch an Durchfall leiden *ohne* Beeinträchtigung Ihres Allgemeinbefindens, dann brauchen Sie

Ferrum phosphoricum D12

2 × 1 Gabe täglich.

g) Wenn Sie bei solchem Wetter gerne *schwimmen* gehen, trotzdem das *Wasser* entschieden zu *kalt* ist, vergessen Sie nicht

Antimonium crudum D200

1 Gabe einmalig zur Heilung aller *Folgen von Kaltbaden*, einschließlich des Durchfalls.

h) Bei allen Verdauungsstörungen trinken Sie zur Reinigung kräftig

„Dr. Pohlmann's Königsteiner Haderheck-Quellwasser"*

Dieses lebendige Heilwasser birgt in sich einen überraschend natürlichen Süßwasser-Quellgeschmack. Es enthält wenig *Natrium*, unter 10 mg pro Liter. Somit wirkt es reinigend auf jede Zelle des Organismus, indem es dieses überschüssige Natrium *soghaft* entzieht. Natrium wird ohne Kennzeichnungspflicht in vielfältiger chemischer Verbindung als Konservierungsstoff für unsere Nahrungsmittel verwendet.

NOTIZEN:

* Fa. Dr. H. Pohlmann, Im Haderheck 4, D-6240 Königstein, Tel: 06174/5096

13. Eierstock

Eine akute Eierstockentzündung sollte in der Praxis behandelt werden. Die sofortige Versorgung verhindert die gefürchteten Verwachsungen nach der Entzündung, die in der Folge Unfruchtbarkeit oder auch chronische Unterleibsbeschwerden nach sich ziehen können. Doch unter Umständen ist keine sofortige Versorgung möglich. Dafür darf ich Ihnen hierunter erste Hilfen in die Hand geben, die die Wartezeit entzündungshemmend verstreichen läßt.

a) Die Arzneiwahl im *akuten* Stadium der *Entzündung* treffen Sie nach dem *Ort*, der *Erscheinung* und den *Empfindungen*. Schmerzen im *rechten* Unterbauch sind schwerlich gegen eine Blinddarmentzündung *(siehe dort, Kapitel 9)* abzugrenzen. Wie Sie sehen, sind die dort beschriebenen Arzneien auch hier von Bedeutung. Ist der Schmerz *stechend*, druck- und wärmeempfindlich, dann legen Sie einen *Eisbeutel* auf und nehmen

Apis D4

1 Gabe stündlich. Bei bestehendem Fieber haben Sie *keinen Durst*.

b) Die *linksseitige* Eierstockentzündung ist ebenso druck- und wärmeempfindlich. Entgleitet sie zur *Blutvergiftung* mit septischem Fieber, dann ist

Lachesis D12

2 × 1 Gabe täglich die Arznei der Wahl. Die fiebrige *Hitze* wird durch *Frostschauder* abgelöst. Der trockene Mund ruft *viel Durst* hervor, trotzdem schwitzen Sie kaum.

c) Steigern sich die Frostschauder bis zum klappernden *Schüttelfrost*, dann nehmen Sie dazu

Pyrogenium D30

1 Gabe einmalig, um die Abszeßbildung auf dem Eierstock zu vermeiden.

d) Ein *stechender Bewegungsschmerz*, der sich auf *milde Wärme* lindert und dem *Druck* der geballten Faust *nachgibt*, obwohl oberflächlich *Berührung verschlimmert*, verlangt nach Ruhe und nach

Bryonia D3

1 Gabe stündlich. Begleitet Fieber das Geschehen, so haben Sie einen trockenen Mund und *heftigen Durst.*

e) Ebenso berührungs- und erschütterungsempfindlich ist eine Entzündungsart, deren Schmerz *wellenartig pulsiert.* Auch hier lindert ein *milder warmer* Umschlag und

Belladonna D30

1 Gabe alle 8 Stunden, wobei gewöhnlich drei Gaben insgesamt ausreichen. Bei begleitendem Fieber verlangen Sie nach *Bettwärme.* Gegen Mitternacht brüten Sie in *dampfendem Schweiß.*

f) Wenn Sie nun gar nicht wissen, welche Arznei Sie wählen sollen und trotzdem sich die antibiotische Behandlung Ihres Frauenarztes nicht zumuten möchten, dann steht Ihnen noch

Mercurius corrosivus D4

3 × 1 Gabe täglich, zur Verfügung. Diese Arznei ist besonders angezeigt, wenn Sie *nachts* stark *schwitzen* und eine *kühle* Auflage die Beschwerden lindert.

NOTIZEN:

14. Erkältung

Es ist wieder Herbst! Nicht etwa, daß dieser Umstand für uns eine neue Tatsache wäre... nein! Neu an dieser Jahreszeit ist die Unvorhersehbarkeit ihrer Erscheinungsformen mit heftigem Temperaturwechsel bis zum Einbruch der stabilen Kälte im Januar. Das bedeutet im homöopathischen Sprachschatz unvorhersehbare Folgen von *Auslösungen* wie Unterkühlung, Durchnässung, Föhn, Zugluft, feuchte Kälte, trockene Kälte.

a) Wenn Sie ein leicht erkältlicher Mensch sind, beugen Sie lieber vor, was Ihnen nicht schwer fällt, denn jeder erkältliche Mensch ist vorsichtig, und Vorsicht bewegt uns zur *Vorbeugung*. Hierfür haben wir zwei bewährte Arzneien. Die erste ist

Camphora D1

1 Tropfen morgens, bevor Sie das Haus verlassen müssen, am besten auf einen Würfelzucker, um den Kampfergeschmack zu versüßen. Sie wirkt über ihre kreislaufanregende Komponente (*siehe Ohnmacht, Kapitel 46*). Vor allem leicht fröstelnde Menschen werden diese Arznei als Vorbeugung lieben lernen.

b) Die zweite Arznei zur *Vorbeugung* bereits bekannter Erkältlichkeit ist

Influencinum D200

1 Ampulle monatlich. Sie wird am besten ab Oktober unter die Haut gespritzt. Sie können den Inhalt einer Ampulle auch auf die Zunge träufeln, falls Sie das Spritzen fürchten. Sollte Sie trotzdem eine Erkältung ereilen, und Sie können eine der folgenden Auslösungen nicht ausfindig machen, dann spritzen Sie gleich zu Beginn

Influencinum D30

1 Ampulle einmalig. Einmal in der Woche wiederholen Sie diese Gabe bis zur Genesung.

c) In dieser Jahreszeit schaue ich morgens aus dem Fenster, erkenne die Wetterlage als *feucht, kalt, zugig,* ungemütlich und entscheide, daß jede eben erhaschte Erkältung

Nux vomica D30

1 Gabe einmalig bedarf. Wenn Sie obendrein noch das Fenster öffnen, beim *leisesten Luftzug niesen* und die Nase läuft, dann brauchen Sie mich hierfür nicht mehr zu konsultieren. Die Nase ist übrigens nachts *im Liegen verstopft.* Wiederholen Sie die Gabe eventuell einmal täglich, bis Sie auch nachts wieder ungehindert atmen können.

d) Häufig sind wir kleidungsmäßig gegen den raschen Temperaturwechsel von warm zu kalt im Tagesablauf nicht gewappnet. Durchgefroren und *unterkühlt* kommen wir zu Hause an. Nehmen Sie ein gut warmes Bad und legen sich ins warme Bett. Wenn nicht, nehmen Sie

Rhus tox D30

1 Gabe einmalig, bevor sich in der Nacht die ersten Folgen der Unterkühlung (Nase, Hals, Bronchien, Blase) einstellen mit heftigen Rücken- und Kreuzschmerzen *wie zerschlagen,* wie durchgebrochen, wie geprügelt. Diese Arznei wirkt ebenso bei zusätzlicher Folge von *Durchnässung,* wenn wir vom Regen überrascht oder körperlich überanstrengt schwitzen und dann der kalte Wind durch die Kleider bis ins Knochenmark weht. Denken Sie daran, daß uns solche Ereignisse auch im kühlen Sommer ereignen können, wenn der Sommer, wie so häufig in den vergangenen Jahren, sich eher herbstlich gestaltet.

e) Die *rheumatische Grippe* ist nach meiner Erfahrung nicht jahreszeitlich gebunden, nur häufiger im Herbst erscheinend. In Vollendung zum vorherigen Zustand ereilt uns Fieber, und der *ganze Körper* ist *wie zerschlagen* mit reißenden Schmerzen in Muskeln, Gelenken und Knochen. Die segensreichste Arznei bei solch beklagenswertem Zustand ist

Eupatorium D200

1 Gabe einmalig. Ich habe sie letztlich nur noch in dieser Hochpotenz mit raschem Erfolg gegeben und sie selten wiederholt. Erleben Sie diesen Segen.

f) Es gibt Menschen, die sich bei jeder Erkältung nur die *Blase* unterkühlen, mit heftigem lästigem Harndrang. Solche Menschen brauchen sich nur auf einen Stein oder auf einen kühlen Stuhl zu setzen und ihr Leid beginnt. Das sind die Menschen, denen wir beim Spaziergang oder im Café mit einem klappbaren Sitzkissen begegnen. Sie brauchen

Dulcamara D6

3 × 1 Gabe täglich genauso als ständigen Begleiter wie ihr Sitzkissen, bis sie beides nicht mehr brauchen.

g) Der *Sommer* naht, und sollte er heiße Tage hervorzaubern und Sie Ihren Badeanzug einpacken, dann legen Sie

Antimonium crudum D200

1 Gabe einmalig mit ins Gepäck. Sie werden beides brauchen. Den Badeanzug zum Schwimmen im kalten Wasser, die Arznei für die *Folgen von Kaltbaden* in sommerlicher Hitze. Wer hat nicht bei sich oder seinen Lieben erlebt, wie danach die Nase läuft, das Hüsteln beginnt, die Magenschmerzen, der Durchfall, das Fieber. Bei solcher Darmgrippe ist die *Zunge dick weiß* belegt. Geben Sie diese Arznei bereits, wenn Sie das wasserunterkühlte Wesen trotz Hitze fröstelnd-schnatternd am Schwimmbecken stehen sehen.

h) Eine andere Art von Erkältung, die gerne im *Sommer* auftritt, ist die

Kopfgrippe mit Kopfdruck, Hinterkopfschmerz, alles „wie zu“ und geschwollen.

Gelsemium D30

1 Gabe täglich genügt, um die Sekrete zum erlösenden Laufen zu bringen. Beginnt die Grippe gleich mit *Fieber*, schauen Sie bitte dort im *Kapitel 15* nach. Wenn Sie Ihre Arznei in diesem Kapitel der Auslösungen nicht ausfindig machen können, dann schauen Sie nach, entsprechend dem Sitz der Erkältung, bei *Halsschmerzen (Kapitel 22)*, bei *Schnupfen (Kapitel 63)*, bei *Husten (Kapitel 28)*.

NOTIZEN:

15. Fieber

Es verwundert mich mit Freude, wie gelassen die Mütter und Väter meiner kleinen Patienten sind gegenüber der Dramatik eines auftauchenden Fiebers. Sie haben die nötige Gelassenheit erlernt in der Gewißheit einer heilenden Arznei. Es erstaunt mich ebenso mit Freude, wie rasch selbst Kinder die Namen der Arzneien zitieren. So rief mich eines Abends mein kleiner Freund *Christian* an, damals 7 Jahre, und meinte: „Nun habe ich schon Aconit genommen, dann Belladonna und hab' immer noch Fieber. Was nehm' ich denn jetzt?" Wir verlieren mit Recht das Gefühl drohender Ungewißheit in Diagnose und Therapie, weil wir nicht mehr fragen *warum, weshalb, wieso?*, sondern das *wo, wie, wann?* beobachten, berichten und in der entsprechenden Arznei wiederfinden.

a) Die am häufigsten angezeigte Fieberarznei ist

Aconitum D30

1 Gabe einmalig. Besonders, wenn die Körpertemperatur *plötzlich*, von jetzt auf nachher, unerwartet ansteigt. Die Haut ist heiß, *trocken*, hellrot, der Kopf *benommen*, apathisch.

b) Oft bricht zwei Stunden später, spätestens um Mitternacht, der Schweiß aus, *dampfender Schweiß*. Immer noch hellrot, glänzende Augen, *benommen* und trotzdem zugedeckt bis über den Kopf. Das Verlangen nach *Wärme* ist der entscheidende Widerspruch bei dieser Art Fieber.

Belladonna D30

1 Gabe einmalig genügt. Der Fiebernde beruhigt sich und fällt in einen erholsamen Schlaf. Am Morgen erwacht er geläutert, geheilt, oder die Entzündung hat sich an einem Organ oder Körperteil herauskristallisiert. Schauen Sie dann in den entsprechenden Kapiteln nach.

c) Alle Fiebernde haben gewöhnlich Durst. Das im Volksmund genannte *Nervenfieber* macht eine Ausnahme. Der Fiebernde ist *durstlos* oder er hat Durst mit der charakteristischen Eigenart, daß er nur *kleine Schlucke* eines kalten Getränkes zu sich nimmt. Trotzdem ist er heiß und trocken, leidet an *stechenden* Schmerzen (Kopf, Herz, Lunge, Rippenfell, Niere, usw., wo auch immer), ist ruhelos, erschöpft, benommen, verlangt nach *Kühle*, schreckt gelegentlich aus seiner Benommenheit mit einem schrillen Schrei auf. Vor allem solcherart fiebernde Kinder haben dieses auffallend *schrille*, durchdringende *Weinen*. Geben Sie

Apis D200

1 Gabe einmalig und Sie werden bei der Beruhigung der Erscheinungen zusehen können.

d) Alle Fiebernde sind gewöhnlich benommen und apathisch leidend. Bei unseren Kindern erleben wir jedoch gelegentlich, daß sie zwar hoch fiebern, aber kein Verlangen zeigen zu liegen. Sie wollen *eher spielen*, in Büchern blättern, Geschichten erzählen. Geben Sie

Ferrum phosphoricum D12

2 × 1 Gabe täglich und die sich ausformende Entzündung (meist Zahnfleisch, Mandeln, Ohren) ist rasch beherrscht.

e) Häufig zur schlechten Jahreszeit unterkühlen wir uns und entwickeln ein Fieber mit Schmerzen *wie zerschlagen*, verrenkt, geprügelt am *ganzen Körper*, fühlbar in Muskeln, Gelenken und Knochen. Es gehört zu den *rheumatischen Fieberarten* und verlangt nach

Eupatorium D200

1 Gabe einmalig. Ich habe erleben dürfen, wie diese Schmerzen schon nach einer halben Stunde weggeweht waren und das Fieber sich langsam erholte.

f) Kinder, die besonders nervös, gereizt, verdrießlich, unerträglich hitzig sind mit feucht-heißer Schädeldecke, meist eine Wange *rot*, die andere *blaß*, brauchen im Fieber

Chamomilla D30

1 Gabe einmalig. In diesem Zustand verlorener Harmonie sind sie *untröstlich*, wenn ungeachtet, *schreien schrill* und unmotiviert durch die Hallen, tags und nachts. Kein Spielzeug, kein Bilderbuch, kein sanftes, noch heftiges Zureden kann ablenken, beruhigen, zerstreuen. Eher geschieht es, daß die dargebotenen Gegenstände wie ihr Geschrei durch die Hallen fliegen. Nehmen Sie Ihr Kind *auf den Arm*, wird es sich umgehend besänftigen. Schaukeln Sie es dort solange, bis Chamomilla wirkt. Dann dürfen Sie es aufatmend ins Bett zurücklegen, denn es wird in einen gesunden Schlaf fallen.

g) Durch die heute allzu rasch eingesetzten Antibiotika erleben wir selten noch *Fieberkrämpfe*. Doch kommt es gelegentlich vor, daß neue homöopathische Familien trotz Antibiotikatherapie vom Haus- oder Kinderarzt von Fieberkrämpfen berichten. Geben Sie dann sofort

Cuprum D30

1 Gabe einmalig und wiederholen Sie die Gabe ggf. nach jedem weiteren Krampfanfall.

Bedenken Sie beim Fieber Ihrer nächsten geliebten Umwelt, daß Sie die Eigenart des *Verhaltens, Verlangens*, der *Abneigung* und *Unverträglichkeit* beachten und achten. Es heißt: „Nimm Deinen Nächsten wie er ist". Das bedeutet, ihn in seinem *Sosein* anzunehmen und empfindsam auf seine Eigenarten zu antworten. Allzu voreilig verurteilen wir ein für uns befremdendes Verlangen, wie das Wärmebedürfnis beim Belladonna-Fieber, machen trotzdem kalte Umschläge, weil wir es für „vernünftig" halten. *Nichts was mit Menschlichem zu tun hat, ist mit Vernunft erklärbar.* Wer weiß das nicht!

Trotzdem neigen wir dazu, nur für unsere Person empfindsam und konziliant zu sein und tyrannisieren unsere geliebte Umwelt mit lauthalser Forderung nach Respekt unserer Eigenart. Heißt es nicht auch: „Liebe Deinen Nächsten wie Dich selbst?“. Wenn nicht der Glaube, so wird uns die Homöopathie wieder lehren, empfindsam hin- und anzunehmen, und eventuell lehrt sie uns mittelbar, wieder zu glauben.

Bedenken Sie weiterhin, daß *Fieber* unser Verhalten, vor allem das unserer Kinder *verändern* kann. Fieber ist ja nur der Ausdruck einer tiefer in der Person liegenden Störung und gibt uns einen Hinweis zu seiner Person. Wer kennt nicht das Fieber unserer Kinder vor einer geistraubenden Klassenarbeit oder nach heftigem Tadel? Ich habe bei meiner Tochter *Chantal*, damals 5 Jahre alt, ein 3 Tage anhaltendes Fieber erleben müssen. Als gewohnt lebendiges, eher schwatzhaftes Wesen, war sie auffallend angenehm gelassen, ein herrlicher, nicht klagender Engel. Eine Gabe *Lachesis D200* erlöste sie von ihrem Fieberzustand. Ihre Lebendigkeit blieb erhalten, aber das störende hektische, hampelnde Getue war verlorengegangen und blieb eine Eigenart ihrer Vergangenheit.

Jede Erkrankung hat ihren *Sinn*, den jeder für sich alleine erkennen muß. Und wenn wir der Sinnfindung Platz gewähren sich niederzulassen, werden wir ihren Sinn erkennen: für meine Beziehung zu mir selbst, zu meiner Umwelt und zu meinem Schöpfer.

NOTIZEN:

16. Fußpilz

Der Fußpilz gehört in die Gruppe der Ekzemerkrankungen und ist eher eine Erkrankung von innen und noch weniger eine Pilzinfektion, wenn auch gelegentlich einige Pilze unter dem Mikroskop nachweisbar sind. Er zeigt sich in einem *bläschenförmigen Ausschlag*. Wir unterscheiden die zwei wichtigsten Formen nach der Jahreszeit.

a) Der *Sommerpilz*, der mit dem ersten warmen Sonnenstrahl erscheint, spricht gut an auf

Acidum fluoricum D6

3 × 1 Gabe täglich.

b) Der *Winterpilz*, der mit dem ersten Kälteeinbruch erscheint, bedarf

Silicea D6

3 × 1 Gabe täglich. Bei beiden Formen trocknen die anfangs juckenden Bläschen aus, bilden eine dunkelbraune Kruste und schälen sich ab, nachdem sich darunter eine neue Haut gebildet hat.

Vergessen Sie jedoch nicht, daß auch diese Störung nur ein *Hinweiszeichen* für eine tiefer in der Person begründeten Störung zum Ausdruck bringt.

NOTIZEN:

17. Galle

Galle und Leber bilden eine enge funktionelle Einheit. So erklärt es sich, daß die Arzneien für Galleerkrankungen gleichermaßen auf die Leber wirken. Störungen der beiden Organe werden oft als Völlegefühl und Druck unter dem rechten Rippenbogen empfunden. Klinisch ist jedoch die Leber empfindlicher, feiner strukturiert und in ihren Störungen vielfältiger, so daß ihre Heilung dem Arzt überlassen wird. Galleschmerzen durch Entzündung und Steine rufen in ihrem schmerzgefärbten Ausdruck eindeutige Empfindungen hervor, die der ersten Hilfe bedürfen, bzw. der langzeitigen Behandlung mit bewährten Arzneien.

a) Die *akute Gallenblasenentzündung* wird wie jede Entzündung mit *Aconit, Belladonna,* oder *Apis* behandelt. Ich darf Sie bitten, hier nach den Anweisungen unter *Fieber im Kapitel 15* zu verfahren. Eine nicht fieberhafte, eher *chronisch* wiederkehrende Entzündung mit *Druck-* und *Wundgefühl* unter dem rechten Rippenbogen spricht auch nach jahrelanger Beschwerdefolge sehr gut an auf

Mercurius dulcis D12

2 × 1 Gabe täglich über längere Zeit bis zur Beschwerdefreiheit.

b) Der Gallenschmerz, der eine entzündliche oder mechanische Reizung einleitet, erscheint *plötzlich*, heftig, bei Steinen oft *krampfhaft* und *in Wellen*. Sie empfinden das Verlangen sich *zurückzubeugen*, den Bauch zu strecken und lösen einengende Kleidung.

Belladonna D30

1 Gabe einmalig, befreit Sie eben so rasch, wie Ihr Schmerz auftrat, so daß Sie kaum dazu kommen, lindernde *feucht-warme* Umschläge aufzulegen.

c) Ganz entgegengesetzt verhalten Sie sich bei einem Galleschmerz, der piekt, zwickt und plötzlich *schneidend hineinschießt.* Sie *krümmen* Ihren Bauch und halten ihn mit der rechten Hand fest. Am besten Sie legen sich hin, legen Wärme auf und ziehen die Beine an, nachdem Sie

Colocynthis D4

1 Gabe alle 10 Minuten genommen und dazu eine lindernde *warme* Tasse Kaffee getrunken haben. Sind Sie Raucher, dann rauchen Sie ruhig. Tabak kann auch lindern!

d) Allenfalls nicht so, wenn Ihnen obendrein übel ist. Sind Sie ein eher zarter, *schlanker* Mensch und zieht der Schmerz zum *rechten* Schulterblatt, dann mischen Sie *Colocynthis* mit

Chelidonium D6

und nehmen 10 Tropfen alle 10 Minuten oder wechseln Sie die Einnahme alle 10 Minuten mit *Colocynthis* ab. Sind Sie eher ein *rundlicher,* verstopfter und gallegestauter Mensch, dann empfehle ich Ihnen, *Colocynthis* mit

Carduus D6

zu mischen und in der gleichen Weise gemischt oder einzeln im Wechsel einzunehmen. Diese Mischungen bewähren sich auch bei dieserart nur angedeuteten, aber häufig wiederkehrenden Beschwerden mit einer täglichen Einnahme von 3 × 10 Tropfen vor den Mahlzeiten. *Chelidonium* und *Carduus* sind hervorragende galletreibende Arzneien.

e) Einen ähnlichen Schmerz, wie unter *Colocynthis* beschrieben, befällt den eher *untersetzten,* galligen Menschen. Es ist ihm übel, er erbricht und *erregt sich ärgerlich* über seine Beschwerden. Diese verschlimmern sich bei der *geringsten Bewegung,* werden aber durch *starken Gegendruck* mit der Faust gelindert, trotzdem keine Einengung am Oberbauch vertragen wird. Ebenso lindert eine *kühle* Auflage und

Bryonia D3

1 Gabe alle 10 Minuten anfangs, später weniger häufige Gaben.

f) Ist Ihnen bisher ein *Gallestein* noch nicht bekannt, dann sollten sie jetzt einen Internisten aufsuchen, der zunächst durch Ultraschall (Sonographie), dann durch Röntgenbild den Befund abklären wird. Nach ein- oder zweimaligen akuten Gallebeschwerden ist noch keine Operation angezeigt. Mit den angegebenen oder vom Arzt ausgewählten Arzneien behandeln wir so lange unblutig wie kein mechanisches Hindernis (z.B. als querliegender Stein) vorliegt. Je nach Steinbefund empfehlen wir homöopathisch potenzierte Gallensteine

Calculi biliaris D10

1 Gabe täglich *zusätzlich* zu Ihrer entsprechenden Schmerzarznei. Bei reinen *Cholesterinsteinen*, die durch ihre Glattflächigkeit im Röntgenbild erkennbar sind, geben wir stattdessen

Cholesterinum D10

1 Gabe täglich, ebenfalls zusätzlich zur Basisbehandlung. Bleiben Sie schmerzfrei, so lassen Sie nach 6 Monaten oder nach 1 Jahr kontrollieren, ob noch Steine vorhanden sind. Solange Sie aber beschwerdefrei bleiben, liegt kein Grund vor, operativ einzugreifen. Häufen sich jedoch Entzündungen, Fieber und Koliken, dann ist eine Operation empfehlenswert. Bevor Sie sich in die Hände des Chirurgen begeben, vergessen Sie nicht, unter *Operation im Kapitel 48* die notwendigen Arzneien zur Vor- und Nachbehandlung zu studieren und herzurichten.

NOTIZEN:

18. Geburt

Mit einer psychologisch geleiteten Geburt (z.B. nach *Read*) steht die homöopathische Begleitung in natürlichem und ergänzendem Einklang und ist jeder chemisch gesteuerten Geburt überlegen. Insbesondere wenn Mutter und Kind bereits in der Schwangerschaft homöopathisch behandelt wurden, wird der Geburtsverlauf zur freudigen Labsal für die Gebärende, für das zu gebärende Kind und für die teilnehmende Umgebung.

a) Vergessen Sie deshalb nicht, sechs Wochen *vor* dem errechneten Geburtstermin täglich zwei Arzneien zu nehmen, die die Gebärmutter und die Beckenmuskeln günstig beeinflussen.

Pulsatilla D4

3 × 1 Gabe vor dem Essen und

Caulophyllum D4

3 × 1 Gabe nach dem Essen. Beide Arzneien *entspannen* den Unterleib.

b) Eine Woche *vor* dem Geburtstermin nehmen Sie dann nur noch

Arnica D4

3 × 1 Gabe täglich und noch weitere 14 Tage über die Geburt hinaus. Sie werden wenig Schmerzen erleiden, wenig bluten, der Wochenfluß wird intakt sein und die Gebärmutter wird sich gut zurückbilden.

c) Bereiten Sie sich für alle Fälle des Geburtsverlaufs die folgenden Arzneien vor und unterweisen Sie Ihren „Geburtspartner“. Mit *Beginn der Eröffnungsphase* des Muttermundes, der regelrechten ersten guten Wehen nehmen Sie

Gelsemium D30

1 Gabe einmalig. Diese Gabe reicht, um bei *mittelkräftigen* Wehen ins vorbestellte „Krankenbett" zu reisen. Dort dürfte der Muttermund bereits 3–4 cm weit eröffnet sein. Die Frucht sprengt sich oder wird vom Geburtshelfer gesprengt. Jetzt wiederholen Sie noch einmal 1 Gabe, damit der Muttermund sich vollständig öffnet und der Kindeskopf fest in Beckenmitte sitzt. Die Preßwehen der *Austreibungsphase* beginnen.

d) Das war noch der regelrechte Verlauf. Nun können die *Wehen* aber von Anfang an *schwach* sein (*primäre Wehenschwäche*) oder im Verlauf der Eröffnungsphase schwach werden (*sekundäre Wehenschwäche*). Bei beiden Schwächen hilft

Cimicifuga D3

1 Gabe 1/2stündlich. Diese Arznei ist wehenanregend, krampflösend und schmerzstillend. Das heißt, daß sie auch wirkt, wenn mittelkräftige gute Wehen sich zu *Krampfwehen* entwickeln.

e) Haben Sie schon mehrere Kinder geboren und erleiden trotzdem eine Wehenschwäche, wobei Sie vom Geburtshelfer erfahren, daß der *Muttermund* sehr *straff* ist, dann hilft Ihnen eher

Caulophyllum D4

1 Gabe stündlich, insbesondere wenn Sie, anstatt zu gebären, nur noch *zittern*.

f) *Krampfwehen* können unerträglich schmerzen und die Gebärende zu schrillen Schreien bewegen. Die Krämpfe beginnen im Rücken, ziehen in den Unterleib und strahlen *bis in die Oberschenkel* aus.

Chamomilla D30

1 Gabe einmalig und bedarfsweise 1 Gabe, wann immer Sie dermaßen geplagt werden.

g) Die schmerzhaftesten, quälendsten Krampfwehen habe ich nur bei Gebärenden erlebt, die *aus Freude* über das Geschehen in ihrem seelischen Gefüge heftigst *erregt* waren. Ihnen hilft

Coffea D12

1 Gabe bei jeder Wehe, bis sich die erregte Freude in freudige Gelassenheit verwandelt.

h) *Krämpfe* begleiten nicht nur die Wehen, auch *Finger, Zehen* und *Unterschenkel* können heftig schmerzend krampfen. Lassen Sie sich

Cuprum D30

1 Gabe einmalig geben.

i) Gesellen sich den Wehen ausschließlich *Wadenkrämpfe* hinzu, hilft Ihnen eher

Nux vomica D30

1 Gabe einmalig, insbesondere wenn die Wehen kräftig auf den Enddarm drücken anstatt auf den Geburtskanal und obendrein *Stuhlgang in kleinen Portionen* abgeht.

Mit diesen Arzneien gewappnet, kämpfen Sie nicht nur gegen eine künstlich geleitete Geburt, sondern auch für Ihr Wohlergehen und für das Ihres Kindes.

NOTIZEN:

19. Gerstenkorn

Mit Absicht habe ich diese Liderscheinung nicht unter Augenbeschwerden beschrieben, damit sie beim Durchschauen des Inhaltsverzeichnisses auffällt, denn viele Menschen wissen nicht, daß wir dafür eine höchst bewährte Arznei besitzen, die nach meinen Erfahrungen bisher allen geholfen hat. Nicht nur selbst erprobt in meiner homöopathischen Anfängerzeit, hat sie obendrein die früher recht häufige, kosmetisch häßliche Erscheinung nach einer Behandlung mit einer Gabe für immer geheilt.

Staphisagria D30

1 Gabe einmalig, reicht gewöhnlich zur Ausheilung.

NOTIZEN:

20. Gichtanfall

Die Gicht kommt durch unsere genußreiche Nahrungsaufnahme immer häufiger zum Vorschein. Sie bedarf ärztlichen Beistandes, weil sie in der Tiefe der Person wurzelt. Jedoch möchte ich Ihnen zwei Arzneien empfehlen, die Sie bedarfsweise mit sich führen für den Gichtanfall. Er ist äußerst schmerzhaft, berührungsempfindlich, pocht und reißt.

Arnica D200

1 Gabe einmalig, wenn eine *kalte* Auflage lindert und

Belladonna D200

1 Gabe einmalig, wenn eine *warme* Auflage lindert.

NOTIZEN:

21. Gürtelrose

Die Gürtelrose ist eine Infektion von Nerven durch den Herpes-zoster-Virus. Sie erscheint am liebsten im Bereich des Gürtels und blüht wie eine Rose. Das wäre soweit erträglich. Was sie jedoch unerträglich macht, ist der zerstörerische Charakter der Schmerzen: Ziehen, Bohren, Reißen, Brennen, als möchte der Erkrankte das Fleisch vom Körper reißen. Nachts sind die Schmerzen besonders heftig. Der Virus bildet kleine Bläschen auf der Haut über dem Verlauf der Nerven.

a) Für den Ausschlag im Bereich der *Rippen* gebe ich gerne

Ranunculus bulbosus D200

1 Gabe einmalig. Der quälende Schmerz ist *stechend* im ganzen Nervenbereich, auch da wo kein Ausschlag sichtbar ist. Die berührungsempfindlichen Bläschen *brennen* und jucken bei Kleiderdruck oder beim versehentlichen Betasten.

b) Ist der Schmerz eher von *juckender* als brennender Art, lindert das Kratzen und dezente *Wärme* die Beschwerden, dann nehmen Sie

Rhus tox D30

1 Gabe täglich bis zur Abheilung oder bis zur Veränderung des Schmerzcharakters. Der Leidende ist sehr unruhig, bewegt sich ständig, um das begleitende *Zerschlagenheitsgefühl* zu erleichtern.

c) Der heftige, *wellenartig bohrende* Schmerz, *brennend* wie verbrüht, wird nicht rasch, aber gut gelindert durch

Mezereum D6

3 × 1 Gabe täglich, bis zum Abfallen der Verkrustung. Der Vorteil dieser

Arznei, die ich am häufigsten empfehle, ist die vollständige Heilung. Neuralgische Nachwehen, wie ich sie noch 20 Jahre nach der akuten Gürtelrose erlebte, sind undenkbar. Augenblicklich erlebe ich bei meiner Mutter, wie mit Hilfe dieser Arznei die akuten Schmerzen nach drei Tagen wohltuend nachließen, der Herpes heute am fünften Tag verkrustet und sie seit letzter Nacht beschwerdefrei durchschläft. Gewöhnlich leiden die Betroffenen, besonders ältere Menschen, zwei bis drei Wochen unter gleichbleibender Qual. Welche Erlösung bietet hier die homöopathische Arznei.

NOTIZEN:

22. Halsschmerzen

Meist eine Plage für Kinder und Jugendliche, denn selten habe ich Erwachsene mit noch vorhandenen Mandeln angetroffen. Sicherlich ist die Mandeloperation besser als eine periodische Einnahme von Antibiotika über längere Zeit, denn die Gefahr der „Entzündungsstreuung“ auf Herz (Herzmuskel- und Herzbeutelentzündung), auf Niere (chronische Nierenentzündung) und auf Gelenke (Rheuma, Arthritis) ist zu häufig. Eine *Mandelentzündung*, frühzeitig homöopathisch behandelt, hat überraschende Erfolge.

a) Häufig beginnt sie mit *Schluckbeschwerden* in der Mitte des Halses, und die beiden Lymphdrüsen am Kieferwinkel des äußeren Halses sind druckempfindlich. Die *erste Arznei*, wie bei jeder Entzündung, ist

Aconitum D30

1 Gabe einmalig. Doch nehmen und geben Sie es sehr früh, sobald das Gefühl, die Vorahnung beginnender Halsschmerzen auftritt; insbesondere wenn sie plötzlich, *wie angeflogen* erscheinen. Der Rachenring ist dabei *hellrot* und *trocken*. Ein *kalter* Halsumschlag und ein kühles Getränk, das reichlich genossen wird, lindert die Beschwerden. Viele meiner Patienten beherrschen mit 1 Gabe *Aconit* die sonst üblicherweise tiefgreifenden Halsentzündungen, darunter meine Apotheker-Freundin und begeisterte homöopathische Quacksalberin *Charly*.

b) Wird das Entzündungsstadium von *Aconit* verpaßt, so stellt sich in der Regel ein trockener, *stechender* Schmerz beim Schlucken ein. Der Rachen ist *trocken*, geschwollen und *hellrot*, die Arznei ist

Apis D4

1 Gabe stündlich, meist nicht länger als einen Tag einzunehmen. Wie bei *Aconit* beschrieben, lindert ein *kühler* Halsumschlag und ein kühles

Getränk, nach dem jedoch kein Verlangen besteht.

c) Schreitet die Entzündung fort, indem der Rachen *hellrot* erscheint wie eine Tollkirsche mit *feuchten* Ausschwitzungen, einer Zunge wie eine Erdbeere und unerträglich *hämmernden* Schmerzen, dann nehmen Sie rasch

Belladonna D30

1 Gabe einmalig und warten bis zum folgenden Tag. Jetzt lindert ein *warmer* Halsumschlag und ein warmes Getränk.

d) Sind Sie am nächsten Tag noch geplagt, dann erkennen Sie im Rachen gelbe *Eiterstippchen* auf den Mandeln. Jetzt ist

Hepar sulfuris D12

2 × 1 Gabe täglich angezeigt. Wie bei *Belladonna* beschrieben, lindert ein *warmer* Halsumschlag und ein warmes Getränk.

e) Selten erleben Sie das letzte Stadium der Entzündung, den *eitrigen Belag*. Der Hals *stinkt*, die Zunge ist *dick geschwollen* und kräftig belegt. *Kühle* lindert. Die Arznei ist

Mercurius solubilis D12

2 × 1 Gabe täglich. Jetzt kennen Sie schon die häufigsten Arzneien der Entzündungsreihe:

Aconit D30
Apis D4
Belladonna D30
Hepar sulfuris D12
Mercurius solubilis D12

Für Ihre Mandelentzündung brauchen Sie sie nur 1 bis 2mal durchweg einzunehmen, dann nur noch selten bis *Belladonna* oder auch gar nicht mehr.

Die Ausnahmen:

f) Beginnen Ihre Halsschmerzen mit einem *wunden* Schmerz, und haben Sie *Aconit* schon genommen, dann folgen Sie mit

Pyrogenium D30

1 Gabe einmalig und warten ab, welche Erscheinung und Empfindung sich herauskristallisieren wird.

g) Beginnt Ihre Mandelentzündung *rechts* und wandert nach links, so nehmen Sie

Lycopodium D4

3 × 1 Gabe täglich. Das hat sich einfach bewährt.

h) Beginnt Ihre Mandelentzündung *links* und wandert nach rechts, so nehmen Sie

Lachesis D12

2 × 1 Gabe täglich. Das hat sich ebenso bewährt.

i) Die ungewöhnlichste Form der Halsschmerzen sind solche, bei denen das *Schlucken* nicht schmerzhaft ist, sondern *lindert,* so daß man ständig Speichel sammelt und runterschluckt oder Flüssigkeit einnimmt. Sobald Sie diese sich widersprechende Erscheinung (*paradoxes Phänomen*) bemerken, nehmen Sie

Ignatia D30

1 Gabe einmalig und einmal täglich weiter, falls nötig.

j) Viele Menschen haben keine Mandeln mehr, aber *trotzdem* Halsschmerzen, meist in der Folge von Zugluft und/oder Unterkühlung. Hier hilft nach *Aconit*,

Phytolacca D4

3 × 1 Gabe täglich. Der Rachenring ist hierbei *dunkelrot* bis bläulich-rot. Diese *Seitenstrangangina* ruft Schmerzen hervor, die gerne *zum Ohr hin* und den Rachen hinunterziehen. Ist starke Unterkühlung vorausgegangen, kann sich der Rücken *wie zerschlagen* anfühlen.

NOTIZEN:

23. Hämorrhoiden

Dieses Übel ist ein Hinweis, daß die Leber gestaut ist oder das Becken gestaut ist. Stauung wiederum ist eine Störung der ganzen Person und die Entstauung bedarf ärztlichen Beistandes. Für die *akuten Beschwerden* darf ich Ihnen inzwischen erste Arzneihilfen in die Hand geben.

a) Menschen mit *unregelmäßiger Lebensweise*, die viel sitzen, durcheinander essen und trinken, morgens unausstehlich *mürrisch* erwachen und danach zeitungslesend die Toilette blockieren, brauchen gelegentlich

Nux vomica D30

1 Gabe einmalig, wenn die Hämorrhoiden schmerzend *schweißen.*

b) Sind Sie eine liebenswerte, eher rundliche Dame, gefühlsbetont, leicht angerührt, eine *ängstliche beschützende Familienmutter*, die gerne kocht und nascht, dann nehmen Sie

Pulsatilla D4

3 × 1 Gabe täglich über längere Zeit, wenn die Hämorrhoiden plagen, weil der Stuhlgang mal wieder zu beschwerlich entleert werden kann.

c) Sind die Hämorrhoiden *prall* gefüllt, *trocken, heiß,* juckend, leiden Sie gleichzeitig unter *Kreuzschmerzen* und unter *schweren Beinen* mit Krampfadern, dann sollten Sie

Aesculus D4

3 × 1 Gabe täglich versuchen, bis die Stauungsbeschwerden sich lösen.

d) Brennende, *blutende*, stark hervortretende Hämorrhoiden sind eine Plage, weil man so schlecht sitzen kann und von einer Pobacke auf die andere rutscht (*siehe auch Blutungen, Kapitel 11*). Neigt obendrein der After zum *Vorfallen* beim Stuhlgang, dann wird Ihnen

Acidum muriaticum D6

3 × 1 Gabe täglich Erleichterung verschaffen, Sie vielleicht auch heilen.

e) Zusätzlich zur homöopathischen Arznei empfehle ich sorgsame Pflege der Aftergegend. Waschen Sie sich nach jedem Stuhlgang mit purem Wasser und tragen Sie

Hametum – Salbe

auf. Bei inneren Hämorrhoiden führen Sie gleichzeitig ein Hametum-Zäpfchen in den Enddarm ein. Sorgen Sie für regelmäßige Darmentleerung durch Darmpflege mit Kleie und Leinsamen in Yoghurt oder Gemüsesaft, um, im Sinne der Kooperation zwischen Arzt und Patient, bei der Entstauung mitzuhelfen.

NOTIZEN:

24. Heimweh

a) Wer kennt nicht das schüchterne, schlaffe, *rotwangige* Kind aus dem Ferienlager, das vor untröstlichem Heimweh vergeht, über unzusammenhängende Beschwerden klagt, das *Weinen unterdrückt* und nichts mehr ißt. Geben Sie Ihrem Kind vor den Ferien schon

Capsicum D200

1 Gabe einmalig, dann wird es seinen Aufenthalt richtig genießen können.

b) Kummervoll, niedergeschlagen und seufzend erleben wir das *blasse* Kind, das sich nach Hause sehnt. Die Lust am Essen, die Lust am Spiel, die Lust am Abenteuer vergehen im *vielen Weinen*. Für diesen tiefen Kummer haben wir eine Arznei.

Natrium muriaticum D200

1 Gabe einmalig, wird Ihr Kind die Freude wieder erleben lassen.

NOTIZEN:

25. Herpes labialis

Die Lippenbläschen oder Erkältungsbläschen sind ein Zeichen verminderter Abwehrlage.

a) Wie der Volksname uns verrät, erscheinen sie häufig in der Folge einer *Erkältung*. Wenn diese Auslösung zugrunde liegt, nehmen Sie

Rhus tox D30

1 Gabe einmalig, falls Sie diese Arznei nicht ohnehin für die Folge der Unterkühlung und/oder Durchnässung eingenommen haben. (*Siehe auch Erkältung, Kapitel 14*).

b) Es gibt auch den eher schlanken, blassen Menschen, der so anfällig ist, daß er beim *geringsten Luftzug* schon Bläschen gedeihen läßt. Hierfür hat sich

Natrium muriaticum D200

1 Gabe einmalig sehr bewährt. Nehmen Sie es frühzeitig, sobald Sie die erste Schwellung verspüren. Ich selbst habe früher viel unter Lippenbläschen, dem häßlichen kosmetischen Effekt und dem Spott der Nicht-Leidenden leiden müssen und habe diese Arznei sehr wohl erprobt.

NOTIZEN:

26. Herz

Die Homöopathie ist eine menschliche Medizin. Bei den Herzbeschwerden zeigt sich die menschlichste Seite des Erkranktseins. Keine Organbezeichnung des menschlichen Organismus hat sich so stark im Sprachgebrauch verbreitet, wie das Herz: herzlich, herzhaft, herzlos, Herzensgüte, Herzenslust, Herzensqual. Das Herz ist ohne Zweifel der Sitz des Gemüts. So werden Störungen des Gemüts zu Störungen am Herzen. Angst, Kummer und Kränkung sind die eigentlichen menschlichen Auslösungen. Das dürfen wir nicht vergessen, wenn ein Mensch durch Herzenskränkung herzkrank wird. Um diese tiefe Schicht der Person kümmert sich der homöopathische Arzt. Für die verschiedenartigen, am Herzen empfundenen Störungen wie Klopfen, Stechen, Brennen, Beklemmung, Druck, Unruhe und Angst, gibt es Arzneien für die augenblickliche Herzensnot.

a) Jeder Mensch mit *Herzklopfen*, das ihn *plötzlich*, unerwartet, heftig und kräftig überfällt, braucht

Aconitum D30

1 Gabe in 1/4 Liter Wasser gelöst und alle 5 Minuten einen gewöhnlichen Schluck trinkend. Es unterbricht den wohlbekannten Kreislauf von Auslösung, Beschwerden und Angst, sei es nun *Ärger, Aufregung* oder *Wind, Sturm, Föhn, Zugluft* oder *Wetterwechsel.* Nach einer halben Stunde sollten Sie sich entschieden wohler fühlen: Die *hektische Röte* des Gesichts verblaßt zum ursprünglichen Kolorit, die Ruhe kehrt zurück. Jeder herzkranke Mensch sollte diese Arznei in seiner Tasche mitführen. Unterwegs nehmen Sie 1 Gabe unter die Zunge und bewegen sich vorsichtig weiter, denn *Bewegung lindert* die innere Unruhe. Wie oft habe ich in meiner Praxis die heilsame Linderung dieser Arznei an und in meinen ängstlichen Patienten erleben dürfen.

b) Menschen, die nach einer *Kränkung* sich schweigend zurückziehen, in der Stille weinen oder nicht mehr weinen können, stattdessen nur noch seufzen, verblassen, abhärmen und abmagern, trotzdem mit *zähem* Charakter ihren Standpunkt verteidigen, leiden an Anfällen von starkem Herzklopfen, besonders *beim Erwachen* aus dem Schlaf. Hier wird die *Angst vor dem kommenden Tag* zur zusätzlichen auslösenden Belastung. Diesen bewundernswert tapferen, geistig feinfühligen, tief leidenden Menschen geben Sie

Natrium muriaticum D200

1 Gabe in 1/4 Liter Wasser gelöst, alle 5 Minuten einen Schluck trinken lassen, damit seine *seufzende* Beengung sich wieder zu befreiter Atmung entfaltet.

c) Nach Einnahme der einen oder anderen Arznei verbleibt oft ein *Stechen* im Herzen, als ob mit einem *spitzen Messer* darin gebohrt würde. Erschütterung und Berührung lösen ängstliche Unruhe aus. Bei nächtlichen Anfällen begleiten unbegründete *üble Ahnungen* das Herzklopfen.

Spigelia D4

1 Gabe alle 10 Minuten genommen, lindert den Druck, das Stechen, das *hörbare* und *sichtbare* Klopfen.

d) Manchmal, wenn die Angst sich durch *Aconit* gelegt hat, verbleibt ein beständiger *Druck* in der linken Brustseite, wie eine Herzenge, eine Angina pectoris, mit dem Gefühl, als sei das Herz mit einer *eisernen Faust gepackt.* Nehmen Sie

Cactus D3

1 Gabe alle 10 Minuten, und der rasche, kleine, stolpernde Puls wird voll, stark und regelmäßig schlagen und die wieder aufkommende Angst besänftigen. Als ich früher noch am regionalen Notfalldienst teilnehmen

mußte, haben mich *Aconit* und *Cactus* stets begleitet. Bei Herzanfällen dieser Art war es eine Lust für den Patienten und mich, die rasche Wirkung der Arzneien zu erleben, indem mit abnehmendem Leidensdruck der entspannte Gesichtsausdruck des Patienten eher strahlte. Ganz davon abgesehen, daß die eindrucksvolle Dramatik einer Krankenhauseinweisung vermieden wurde. Welch eindrucksvolle Ruhe, welch eindrucksvolles Vertrauen strahlen dagegen unsere Arzneien aus.

e) Pektanginöse Beschwerden, die *aus dem Schlaf heraus* erschrecken, mit dramatischer Angst, mit *Blutwallungen* zur Brust, zum Gesicht, mit *Zusammenschnüren* am Herzen und am Halse wie zum *Ersticken*, überfallen den eher blassen, schlanken, hektischen Menschen, besonders in den weiblichen, aber auch männlichen Wechseljahren. Die Bluse oder das Hemd sind auch im Winter *geöffnet*, denn der Hals wie das Herz, die Taille und ihre Lebenslage vertragen keine Berührung. *Mißtrauen, Mißgunst* und gekränkte *Eifersucht* sind die eigentlichen Auslösungen ihrer Beengung. Mit einem sprudelnden *Redeschwall* verschaffen sich diese Menschen Luft zum Durchatmen. Nur die Herzumklammerung, die Venenentzündung, die drohende Embolie verurteilen sie zu zwangsweiser Ruhe, in der sie trotz fröstelnder Ohnmachtsneigung keine Wärme vertragen.

Lachesis D12

2 × 1 Gabe täglich oder 1 Gabe bedarfsweise, befreien sie vom Zwang dieser Ruhepause.

f) Die gleichen Beschwerden, die gleichen Erscheinungen, die gleichen Empfindungen überfallen den blassen, kalten, ohnmachtsnahen Menschen. Nur sein Gesicht bleibt erschreckend *blaß* im Leid. In seinen Beinen empfindet er das Gefühl als wollten sie *zerplatzen*, wenn er sie – durch seine Hektik aus dem Bett getrieben – am Bettrand *herunterhängen* läßt. Ihm hilft eher das Gift der Schlange

Vipera D12

2 × 1 Gabe täglich oder 1 Gabe bedarfsweise. Es wirkt so rasch, wie Schlangen beißen.

g) Eine andere Art von *Druck* überfällt den *kräftigen* Herzpatienten mit Bluthochdruck und Neigung zum Schlaganfall: Einen Druck *wie ein Elefantenfuß*. Angst und Unruhe begleiten auch diesen Menschen wie jeden Herzleidenden. Jede *Erschütterung*, Berührung und Bewegung verstärkt das Gefühl, als könne das Herz aufhören zu schlagen. Trotzdem *findet* er keine Ruhe, *keinen rechten Platz*. Erst

Arnica D30

1 Gabe einmalig, werden die Blutwallungen zum Herzen und zum Gesicht entkräften, werden ihn die Ruhe und den rechten Platz in seiner Lebenslage wieder finden lassen.

h) Es überfällt Sie das gleiche Druckgefühl, doch sind Sie ein eher rundlicher, *untersetzter*, kurzatmiger Patient mit *hochrotem* Gesicht, mit hohem Blutdruck, mit verfetteter Leber. Ein Leben lang haben Sie erfolgreich geschuftet, Geld und Gold gehortet, viele Positionen und Freunde erworben. Jetzt drückt das Herz, droht der Infarkt und immer weniger Freunde bekümmert Ihr Leid. Nur noch den Arzt besorgt und beunruhigt ihre verhaltene *depressive* Ängstlichkeit, die Ihr Gesicht widerspiegelt. Er wird Ihnen

Aurum D30

1 Gabe einmalig geben und Ihnen empfehlen, diese Gabe zu wiederholen, wann immer Sie Herzdruck verspüren oder wann immer Sie in Ihrem Erstreben schwanken, weltlichem Gold nachzuhängen oder innerem Frieden und wahren Freunden.

i) Sind Sie aber jener *blasse, dürre,* unter *Angst* im *Kapitel 3* beschriebene, gütige und skrupellos pedantische Mensch, dann wird Sie, meist nachts, eine unerträgliche *Herzenge* überfallen mit heftigem *Brennen* in der linken Brust, mit *kalten* Schweißausbrüchen, mit Elendigkeit, als stünde der Tod bevor. In der Tat spiegelt Ihr Gesicht eine *totenmasken-ähnliche* Verfallenheit, das in Augenblicken plötzlicher Unruhe die Namen der Lieben nennt und nach einem *kleinen* Schluck kalten Wassers verlangt. Danach sinken Sie erschöpft, gemartert und kaltschweißig in die Kissen zurück, bis ein qualvoller, angstvoller Aufschrei Sie aufbäumen und nach dem Leben greifen läßt. Im *Umfang der Lebensangst* erkennen wir als Umstehende den *Grad des persönlichen Zerfalls.* Hier geben wir

Arsenicum album D30

1 Gabe einmalig in Wasser gelöst, die wir als letzte Arznei aufbewahren, um die Herzenge, die Lebensenge oder den Tod zu besänftigen.

NOTIZEN:

27. Heuschnupfen

Der Heuschnupfen, bzw. das Heuasthma ist ein Übel, das in erheblichem Maße jährlich mehr Menschen erfaßt. Er gehört in die Gruppe der allergischen Erkrankungen, das heißt die Anlage dazu ist ererbt. Seine Zunahme spricht für eine Abnahme des Abwehrsystems, denn beim gesunden Menschen kann die Anlage abwehrend reguliert werden, so daß keine Allergie ausbricht. Der Heuschnupfen beginnt jahreszeitlich durch Blüten und Pollen gegen Mitte bis Ende April. Ist die Neigung bekannt, beginnen wir die vorbeugende Behandlung bereits Mitte Januar.

a) Die Säure der Ameise ist bekannt als Umstimmungsbehandlung für Rheuma und Allergie. Wir benutzen sie, homöopathisch aufbereitet, zur *Vorbehandlung* bei Heuschnupfen und beginnen Mitte Januar, sie als

Acidum formicicum D200

1 Ampulle einmal im Monat unter die Haut zu spritzen. Da die Ameise beißt, verabreichen wir ihr Gift als Spritze. Drei Ampullen reichen insgesamt. Erscheint der Patient zum ersten Mal bereits mit sichtbarem Heuschnupfen wird ihm

Acidum formicicum D30

1 Ampulle wöchentlich gespritzt bis die akuten Erscheinungen nachlassen. Die „Desensiblisierung" mit Allergenen wie Blüten, Pollen, Tierhaare, Hausstaub, Milben, Birkenrinde, usw. hat erfahrungsgemäß wenig Erfolg, ist kostspielig und zeitraubend über Jahre hinweg. Im homöopathischen Denken ist das Allergen *nur* ein *Indikator* für die Allergie und *nicht* ihr *Auslöser.* Dieser ist im tiefsten Sinne die ererbte Anlage.

b) Anfang April beginnt die zweite Phase der vorbeugenden Behandlung mit

Galphimia D4

3 × 1 Gabe täglich – immer noch vorausgesetzt der Heuschnupfen ist Ihnen bekannt. Diese Arznei ist auch bei Heuasthma wirksam. Ihre Wirksamkeit liegt in einer *Abnahme der allergischen Neigung* begründet.

c) Wenn Sie sich zum ersten Male mit akuten Anzeichen der Homöopathie zuwenden, bedürfen Sie sicherlich ärztlicher Anleitung. Welche passende Arznei auch immer für Sie gewählt wird, nehmen Sie zusätzlich

Pollen LM 6

1 Gabe abends während der ganzen Dauer Ihrer Leidenszeit. Die LM-Potenzen erhalten Sie von der Firma „*Arcana*" in Gütersloh. Da sie eine andere Potenzierungsart darstellen, schütteln Sie die Flasche 10mal kräftig in Ihrer Hand vor Einnahme der Tropfen.

d) Bei plötzlichem *heftigem Beginn* der Erscheinung an Augen, Nase, Rachen und Bronchien mit Niesreiz, schleimigem Schnupfen, Jucken aller Schleimhäute und trockenem *brennendem Kitzelhusten*, nehmen Sie frühzeitig

Euphorbium D6

1 Gabe 2stündlich bis die Heftigkeit zurückgeht, danach nur noch 3 × 1 Gabe täglich.

e) Mancher Heuschnupfen beginnt mit Fließen (*siehe auch Schnupfen, Kapitel 63*). Die Tränen fließen *mild*, der Nasenausfluß fließt *brennend* und wundmachend. *Wärme* und warme Zimmer *verschlimmern* die Erscheinung, während frische Luft lindert. Das ist beim Heuschnupfen sehr auffallend. Hier wird Ihnen nur

Cepa D3

1 Gabe stündlich helfen, später dann mit 3 × 1 Gabe täglich weiter.

f) Ebenso fließt eine Erscheinungsart, die sich in der *frischen Luft verschlimmert* – wie üblich – und sich im warmen Zimmer beruhigt. *Alle* Schleimhäute *brennen* und sind wund. Hier hilft Ihnen

Arsenicum album D6

1 Gabe stündlich akut und später weniger Gaben einnehmend.

g) Beginnen Ihre Beschwerden mit Hitzewallungen zum Kopf, dann wird Ihr Gesicht erhitzt, *gerötet* und aufgedunsen sein. Die Augen sind stark gereizt mit *brennenden* Tränen. Die Nase fließt, juckt, *brennt*, wird wund und an der Nasenwurzel drückt ein dumpfer Schmerz. Rachen und Bronchien sind trocken, gleichermaßen wund, *brennend*. Ein trockener, quälender, scharf stechender, scharrender Husten kann sich hinzugesellen, der sich *nachts* verschlimmert. Obwohl Sie kälte- und zugluftempfindlich sind, *lindert* ein Spaziergang an der *frischen Luft* den erhitzten Kopf.

Sanguinaria D6

1 Gabe 2stündlich, später weniger Gaben, je nach Heftigkeit der Erscheinung, wird Ihnen rasch Linderung bringen.

h) Ähnlich erhitzt ist ein anderes Erscheinungsbild, das sich jedoch durch einige Wesentlichkeiten charakteristisch unterscheidet. Der brennende Tränenfluß *verschlimmert* sich *in kühler Luft*, das Nasensekret ist klar, weiß-schleimig, und krampfartiges Niesen erschüttert den eingenommenen Kopf in Stirn und Schläfen. Der Rachen ist trocken, kratzig und zwingt zu ständigem Räuspern. *Innerlicher Frost* durchschauert Ihre Glieder, besonders im Rücken, so daß Sie die Wärme aufsuchen.

Sabadilla D6

1 Gabe 2stündlich anfangs, dann weniger Gaben einnehmend, und es wird Ihnen nicht wie meiner Unternehmer-Freundin *Helga* ergehen, die sich stundenlang in der warmen Badewanne aufhielt, um die heftigen Frostschauder zu besänftigen.

NOTIZEN:

28. Husten

(*siehe auch Erkältung, Kapitel 14*)

Die wichtigsten Eigenarten bei der Beobachtung des Hustens sind **die Art:** trocken, feucht, feines Rasseln, grobes Rasseln, Giemen, Pfeifen,
die Zeit: tags, nachts, morgens, abends, um Mitternacht,
der Ort: drinnen im Warmen oder draußen im Kühlen, beim Übergang vom Warmen ins Kalte oder vom Kalten ins Warme, beim Niederlegen oder Aufstehen, in Ruhe oder Bewegung und
die Beschaffenheit des Sekrets: weiß, gelb, grün, flüssig, zäh, leicht löslich, schwer löslich.

a) Jede Erkältung oder Entzündung bedarf schon *im Beginn*

Aconitum D30

1 Gabe einmalig, insbesondere wenn sie *plötzlich*, ungeahnt auftritt. Damit vermeiden Sie rasches tiefgreifendes Fortschreiten der Erkrankung. Leider vergessen wir bei vielen Störungen, bereits den Beginn zu erfassen und zu behandeln. Wieviel Leid könnten wir uns durch gewandte Beobachtung und schnell folgende Arzneigabe ersparen.

b) *Kitzelhusten*, der sich anfühlt, als habe man eine Feder im Hals, tritt beim *Übergang ins Kalte* auf. Kaum daß man das Haus verläßt, beginnt man zu hüsteln, zu niesen und die Nase läuft, was nach

Rumex D6

3 × 1 Gabe täglich verlangt oder 1 Gabe bedarfsweise nach Hustenanfall.

c) Der gleiche Husten beim *Übergang ins Warme*, kaum daß man die Wohnung betritt, braucht

Bromum D6

3 × 1 Gabe täglich. *Kaltes* Wasser in *kleinen* Schlucken lindert die trockenen Attacken vorübergehend.

d) Der *trockene*, tief bollernde Husten, der oft Kinder nach dem *Niederlegen* ins Bett ereilt mit Verschlimmerung gegen Mitternacht, Schweiß und Verlangen nach *Wärme*, verlangt nach

Belladonna D30

1 Gabe einmalig. Sie können diese Gabe am folgenden Tag bedarfsweise wiederholen.

e) Der nächtliche, *trockene,* hohle, blecherne, krampfartige Husten mit Verschlimmerung um *Mitternacht* kann ein Hinweis auf einen beginnenden *Keuchhusten (siehe Kinderkrankheiten, Kapitel 31)* oder einen sich anbahnenden *Croup-(Krupp)-Anfall* sein. Hier ist

Drosera D3

3 × 1 Gabe täglich äußerst effektiv, wobei Sie die Gabe nachts wiederholen.

f) Der *Croup-Husten* ist meist ein *plötzliches mitternächtliches* Geschehen mit lebensbedrohlicher Dramatik, Atemnot, Halsenge, trockenem, blechernem Husten oder mit Giemen, Pfeifen und Atmen wie durch einen feuchten Schwamm. Bereiten Sie zunächst

Aconitum D30

einmalig 10 Tropfen in 1/4 Liter Wasser und geben Sie alle 5 Minuten einen Kaffeelöffel. Das beruhigt die zunehmende *Angst* des Kindes und der Eltern. Oft genügen einige Kaffeelöffel, um den Anfall zu unterbrechen. Bleibt ein *hohler, blecherner Krampfhusten* zurück, dann lassen Sie

Drosera D3

1 Gabe alle 10 Minuten folgen und 3 × 1 Gabe ab dem folgenden Tag. Verbleibt ein eher *bellender Räusperhusten* mit *schwammartiger*, giemender Atmung zurück, dann lassen Sie

Spongia D3

1 Gabe alle 10 Minuten folgen und 3 × 1 Gabe ab dem nächsten Morgen. Wenn Sie Ihre Nerven nicht verlieren, werden Sie erleben, daß Ihr Kind keinen kortison-spritzenden Notfallarzt mehr benötigt. Sie selbst verlieren Ihre Angst gegenüber der Unwissenheit dieser Not.

g) Ein eigenartiger, selten akuter, *krampfartig, trockener* Hustenanfall beim *Niederlegen* mit Kopfschmerz bei jedem Hustenstoß wird durch

Hyoscyamus D12

2 × 1 Gabe täglich oder 1 Gabe vor dem Zubettgehen beruhigt. Meist liegt eine seelische Komponente zugrunde wie bei chronischer Atemnot oder Asthma.

h) Ein *Erkältungshusten*, der uns ganzjährig ereilt, beginnt meist mit einem *Schnupfen (siehe Kapitel 63)* und *steigt* langsam über den Rachen *in die Bronchien ab*, während der Schnupfen sich bessert. Er ist meist trocken, auch mäßig feucht, verschlimmert sich beim Niederlegen und die *ganze Nacht*. Er hinterläßt bei jedem Hustenstoß ein Gefühl, als platze die Brust und der Hinterkopf, *wie zum Zerspringen*. Er braucht

Sticta D6

3 × 1 Gabe täglich. Brust und Kopf schmerzen vom vielen Husten.

i) Ein ähnlicher Husten, ein ähnlicher Schmerz, jedoch *eher tags* und mit *wundem*, brennendem Gefühl im Rachen und hinter dem Brustbein, der sich auf viel frische *kühle* Luft und viele Schlucke frischen *kühlen*

Wassers lindert, wird mit

Causticum D4

3 × 1 Gabe täglich geheilt. Meist setzt sich beim Husten *unbemerkt tröpfchenweise* Urin ab. Setzen Sie diese Arznei nie akut ein, sondern erst ab zweitem oder drittem Tag, wenn die Stimme rauh und *heiser* wird. Mischen Sie sie auch nie mit *Phosphorus*, auch nicht als Folgearznei. Beide sind Feinde und Ihr Kartarrh würde sich verschlimmern.

j) Ein ähnlicher chronischer Husten mit ähnlichen Empfindungen verschlimmert sich im *Warmen* und *eher nachts*, ist trocken bis mäßig feucht und braucht

Ammonium bromatum D4

3 × 1 Gabe täglich, bis die Sekrete sich verflüssigen.

k) Ein ähnlich quälender Husten ereilt uns in den *frühen Morgenstunden* mit Hustenattacken nach bereits tagelanger Erkältung. Er hört sich mäßig feucht an, empfindet sich tief *festsitzend* in der Lunge, das Sekret will sich nicht lösen. Die Hustenstöße, der Kreislauf, das Herz, der Allgemeinzustand werden immer *schwächer*. Hier hilft nur noch

Ammonium carbonicum D3

3 × 1 Gabe täglich oder öfter täglich, bis das Sekret sich abhusten läßt.

l) Einen ebenso schwachen Allgemeinzustand beobachten wir bei länger dauerndem Husten mit ebenso *schwachen Hustenstößen*, jedoch leichter löslichem, aber doch schwer abhustbarem Sekret, das von gelber bis grüner zäher, klumpiger Beschaffenheit ist und *widerlich-süßlich* schmeckt. Allein schon bei letzterer Eigenart setzen Sie

Stannum jodatum D4

3 × 1 Gabe täglich oder bedarfsweise öfter, auch nachts ein. Denn die Hustenanfälle treten eher *nachts* in Erscheinung.

m) Für die leichte und häufige *Bronchitis* unserer zunehmend anfälligen Kinder mit Würgehusten oder *Brechhusten*, haben wir zwei bewährte Arzneien, die Sie leicht unterscheiden lernen. Die eher *zarten*, blonden Kinder mit noch *rosigen* Wangen und *reiner*, nicht belegter *Zunge* brauchen

Ipecacuanha D4

3 × 1 Gabe täglich. Das Sekret hört sich *grobblasig* an.

n) Die *blassen, übelgelaunten* Kinder mit *belegter Zunge* und *feinblasigem* Sekret brauchen

Tartarus emeticus D6

3 × 1 Gabe täglich. Diese Arznei finden Sie auch unter dem Namen *Antimonium tartaricus.*

o) Die *Rippenfellentzündung* beginnt meist mit Fieber, viel Hitze und trockenem Husten mit *stechenden* Schmerzen in den unteren Brustabschnitten. Geben Sie erst

Apis D4

1 Gabe 1–2stündlich, besonders wenn *kein Durst* besteht und *Abkühlung* verlangt wird.

p) Besteht bei denselben Beschwerden heftiger *brennender Durst* und eher Verlangen nach einem *warmen* Umschlag, dann geben Sie

Bryonia D3

1 Gabe 2stündlich. Der Hustenanfall verschlimmert sich trotz Verlangen

nach Wärme beim *Übertritt ins Warme.*

q) Ähnlich beginnt eine *Lungenentzündung*, die, wie wir wissen, gleichzeitig mit einer Rippenfellentzündung auftreten kann. Wenn *Bryonia D3*, 1 Gabe stündlich nicht gleich durchgreifend wirkt, geben Sie zusätzlich

Phosphorus D12

2 × 1 Gabe täglich. In wenigen Tagen sind Sie oder Ihr Kind geheilt.

r) Oder ist der Katarrh endlich *„reif"*, das Sekret gelb-grün und locker abhustbar, dann nehmen Sie zum Ausheilen

Hepar sulfuris D12

2 × 1 Gabe täglich. Wenn Sie ein solcher Husten in *trockener Wärme* ereilt oder solche verschlimmert und *feuchte* Luft lindert, dann sprechen Sie auf diese Arznei besonders gut an.

s) Manchmal, auffallend häufiger, ist der Katarrh endlich am Abklingen und unsere Freude trübt sich, wenn wir morgens wieder mit einem *trockenen* Husten erwachen, der auf keine der bisher erwähnten Arzneien anspricht. Trotzdem erwähnen wir, *Causticum* zu nehmen, weil wir ihn ähnlich schmerzhaft *wund* und brennend empfinden. Hier hilft nur noch

Sanguinaria D6

3 × 1 Gabe täglich bis Sie endlich wieder frei atmen können.

NOTIZEN:

29. Insektenstiche

Wer viel gereist ist, kennt die Stechmückenplage und weiß zu erzählen, wie lange ein Stich jucken kann, falls er sich nicht gar entzündet. Insbesondere wenn Sie eine allergische Anlage ererbt haben, werden Sie sich eher mit diesem Kapitel auseinandersetzen, als Ihrer Haut weiterhin eine mückenabstoßende Chemikalien-Lotio zuzumuten.

a) Schnaken lieben ländliches Milieu, städtischen Abfall und Dunkelheit. In heißen Ländern pflege ich dicke Jeans und halbhohe Stiefel zu tragen, um die bevorzugte Stech- und Sauggegend – Unterschenkel und Knöchel – zu schützen. Trotzdem verbleibt uns die allabendliche Urlaubsbeschäftigung, die schwirrenden, opfersuchenden Plagegeister von den unbedeckten Stellen unseres Körpers zu verjagen. Sind Sie teilweise erfolglos, so haben Sie

Apis D30

1 Gabe stündlich, in Ihrer Reisetasche, bis der akute stechende Brennschmerz vergeht. Ich selbst nehme gerne mit Erfolg *Apis D200*, 1 Gabe einmalig. Diese hohe Potenz empfehle ich Ihnen besonders bei *Bienen- und Wespenstichen*. Die Gabe wiederholen Sie im Notfall nach 10 Minuten, und Sie werden erleben, wie rasch Schmerz und Schwellung vergehen. Eine *kühle* Auflage beschleunigt das Schmerzvergehen.

b) Es gibt Menschen, die aus unerklärlichen Gründen auf *Apis* nicht reagieren. So erging es meiner britischen *Tante Kaye*, die, frisch zu Besuch, Schnakenstiche aus England importierte. Eher von mir vernachlässigt, nahm sie erfolglos 2 Tage lang *Apis*. Nachdem sie mich am dritten Tag als unfähigen Homöopathen beschimpfte, stellte ich ihr

Ledum D3

1 Gabe stündlich, auf den Tisch. Nach nur 3 Gaben war sie schmerzfrei und voll des Lobes. *Ledum* ist eine wertvolle Verletzungs- und Rheumaarznei – als Folge von Stich verstanden –, wobei ebenso *kühle* Auflagen lindern.

c) Das Schöne an der Homöopathie ist, daß wir nicht nur eine heilende Arznei für jegliche Störung besitzen, sondern auch *vorbeugend* wirken können. So lehrt uns die Erfahrung, daß

Staphisagria D12

1 Gabe morgens, unser Blut gegen Stechmücken fast ungenießbar verändert. Vielleicht ist es der *unterdrückte zornige* Anteil in Ihrem Blut, den diese Arznei besänftigt und der – unbesänftigt – nährende Schnakenlabsal für weitere Aggressionen gegen menschliche Urlaubshaut in sich birgt.

d) Eine zunehmende Plage in unseren Breitengraden sind die *Zeckenbisse*. Im vergangenen Sommer brach unter Müttern eine Hysterie aus mit dem Wunsche nach vorbeugender Zeckenserum-Injektion wegen eventueller Hirnhautentzündung. In der Tat habe ich viele Zecken entfernt, auch an meinem Oberschenkel, jedoch die Injektion abgelehnt. Die Zecke läßt sich einfach entfernen, indem Sie die Öffnung einer Alkoholflasche – auch in genußreicher Form – über die Zecke stülpen und diese dann mit einer Pinzette im Uhrzeigersinn aus der Haut drehen. Mit einer Gabe *Ledum D200* entließ ich meine Patienten. Andere Zeckenbisse sah ich erst später, als sie bereits *dunkelrot* geschwollen waren. Nach der Entfernung gab ich

Lachesis D12

2×1 Gabe täglich. Auch alle anderen Stiche, die diese dunkelrote bis *blaurote* Farbe annehmen, bedürfen dieser Arznei, um eine Blutvergiftung zu vermeiden.

e) Eine solche Blutvergiftung kann sich auch bei einer neuen, von der Natur erfundenen Plage ausbreiten, die durch Stiche von *Kriebelmücken* verursacht wird. Die Kriebelmücke ist von fliegenähnlicher Gestalt, allerdings kleiner als unsere Hausfliege, und ist schwarz gefärbt. Bisher haben sie sich mit Säugetierblut begnügt und belästigten vor allem unsere Kühe und Pferde. Seit zwei Jahren saugen sie ebenso gerne das Blut des Menschen. Ihr Speichel ist so giftig, daß die Einstichstelle rasch vereitert und die nahe gelegenen Blutgefäße sich ebenso rasch entzünden. Obwohl die Farbe der Entzündung *blaurot* wie bei *Lachesis* erscheint, ziehe ich

Acidum carbolicum D6

1 Gabe 2stündlich zu Beginn, vor. Die Beine sehen dramatisch aus. Einige meiner derart befallenen Patienten hatten sich *Lachesis D12* bereits selbst verordnet, da solche Ereignisse bekannterweise beim Wochenend-Spaziergang im Grünen geschehen. Geben Sie *Acidum carbolicum* vor allem dann den Vorzug, wenn sich auf der Einstichstelle zuerst ein *stark juckendes Bläschen* findet, das nach dem Kratzen *entsetzlich brennt.* Seien Sie getrost, diese Arznei tröstet Ihren Schmerz und Ihre Entzündung mit ebensolcher Geschwindigkeit wie ihr Erscheinen.

NOTIZEN:

30. „Kater“

Die Puritaner unter den homöopathischen Ärzten verbieten ihren Patienten den Alkohol, auch den Kaffee und das Rauchen. Sie selbst sind bemerkenswerte, manchmal auch merkwürdige Heilige. Ich stelle diesen Anspruch weder an meine Person noch an meine Patienten, sondern empfehle Zurückhaltung bei chronisch lebererkrankten, gichtigen Patienten und bei Trinkern. Bei letzteren hat die Empfehlung, von wem auch immer, ohnedies kaum sinnigen Erfolg. So „sündigen“ wir allemal, und das gesellschaftliche Gefüge ist dazu angetan, der „Sünde“ nachzugeben. Wobei ich den Genuß nur dann als „Sünde“, als krankhaft betrachte, wenn ich Schnaps brauche hinter verschlossener Tür, Kaffee brauche, um mich fortwährend aufzuputschen und kettenweise Zigaretten inhaliere. Ein Glas Wein, eine Tasse Kaffee, eine gute Zigarette oder Zigarre mit liebenswerten Menschen geteilt, haben eher den Charakter einer heilenden Zutat.

a) So „sündigen“ wir allemal, sind gelegentlich *übermäßig*, gefräßig, geil und versoffen. Wenn Sie Ihre Vorhaben voraussehen, nehmen Sie schon vorher

Nux vomica D30

1 Gabe einmalig und wiederholen diese Gabe nochmals nach Ihrer Ausschweifung, was vor dem Zubettgehen nötig wird. In der Regel erwachen Sie dann morgens auch notwendigerweise frühzeitig, mit klarem Kopf dann, wenn Sie den Kater erwarten.

b) Außer der Regel sind morgendliche Zustände, bei denen *Nux vomica* nicht ausreichte, um die Leber von alkoholischen Abfallprodukten zu reinigen. Drei Folgezustände sind mir bekannt und drei hilfreiche Arzneien dafür.

Carbo vegetabilis D30

1 Gabe einmalig, behebt die allgemeine *Müdigkeit,* den *Nacken-Hinterkopfdruck* und den *geblähten Oberbauch.* Ist Ihnen obendrein noch *übel* und elend im Oberbauch zumute, so befreit Sie

Tabacum D30

1 Gabe einmalig, von dem Gefühl einer frühjugendlichen Nikotinvergiftung. Schwindelige *Dusseligkeit,* so daß Ihnen die Kaffeetasse aus der Hand rutscht wird durch

Cocculus D12

1 Gabe einmalig, behoben. Eventuell wiederholen, denn hier liegt als Auslösung der Störung keine Folge des Genusses, sondern eine *Folge der Übernächtigung,* des mangelnden Schlafes zugrunde.

Vergessen Sie nicht diese hilfreichen Begleiter unserer Unvollkommenheit.

NOTIZEN:

31. Kinderkrankheiten

Alle Kinderkrankheiten sind Ausdruck einer angeborenen, ererbten Minderwertigkeit des Abwehrsystems. Der Sinn der Erkrankung liegt darin, diese Minderwertigkeit zu überwinden. Dies erklärt die lebenslange Immunität gegen die durchgemachte Kinderkrankheit. Das Abwehrsystem ist gereift. Nach der Erkrankung bemerken wir bei unseren homöopathisch behandelten Kindern, daß die Anfälligkeit gegen Erkältungen, die Kränklichkeit, nachläßt oder verschwindet. Die vorherige Impfung mit Virusstoffen verhindert die Möglichkeit einer natürlichen Ausprägung des Abwehrsystems und damit auch einer natürlichen, harmonischen Entwicklung der körperlich-leiblichen Funktionen und des seelisch-geistigen Gefüges. Durch den Verlauf der Erkrankung und ihrer Komplikationen erfassen wir Ärzte den Gesundheitszustand Ihres Kindes. Entsprechend dem Abwehrzustand wird die Kinderkrankheit dynamisch behandelt. Das heißt gewöhnlich nicht nur mit einer Arznei, die anfangs zutrifft, sondern mit verschiedenartigen, aufeinander folgenden Arzneien mitsinnig dem Krankheitsbild des betroffenen Kindes. Bei Komplikationen während oder nach der Erkrankung bitten Sie Ihren Arzt um Rat.

a) *Windpocken*
Fast alle Kinder sind für Windpocken empfänglich, die im allgemeinen gelinde verlaufen. Die erste Arznei ist

Antimonium crudum D4

3 × 1 Gabe täglich. Für den juckenden Bläschenausschlag empfehle ich gerne *Ingelan Puder*. Ist der *Juckreiz* jedoch *unerträglich* geben Sie

Sulfur D30

1 Gabe einmalig mit eventueller Wiederholung der Gabe. Auch der *Husten* nach der Erkrankung, als häufigste Komplikation, spricht sehr

gut an auf

Antimonium crudum D4

3 × 1 Gabe täglich. Ist die Erkrankung überstanden, wiederholen Sie nochmals

Sulfur D30

1 Gabe einmalig, zur besseren Ausscheidung der Gifte.

b) *Mumps*
Auch der Mumps nimmt bei Kindern vor der Pubertät einen gelinden Verlauf. Das anfängliche *Fieber* ist mit

Belladonna D30

1 Gabe einmalig gut beherrschbar. Besteht ein starker *Speichelfluß* und lindern sich die Beschwerden durch *Kühle*, geben Sie

Mercurius solubilis D12

2 × 1 Gabe täglich. Auch bei jungen Menschen während oder nach der *Pubertät* ist

Mercurius solubilis D12

2 × 1 Gabe täglich angezeigt, da es zu einer Entzündung und Unfruchtbarkeit der *Keimdrüsen* kommen kann. Die weiche *Schwellung* der Ohrspeicheldrüsen, die die Kieferwinkel immer beidseitig verdeckt, geht gewöhnlich in acht bis zehn Tagen zurück. Besteht sie fort und fühlt sich *eher hart* an, lassen Sie

Barium carbonicum D4

3 × 1 Gabe täglich folgen, bis die Kieferwinkel wieder tastbar sind.

c) *Röteln*
Sie sind von den Masern kaum unterscheidbar, verlaufen auch meist nicht so störungsreich wie diese. Geben Sie, wie immer zu Beginn des *trockenen Fiebers*,

Aconitum D30

1 Gabe einmalig und wiederholen Sie diese Gabe am nächsten Tag, falls das Fieber noch besteht. Wenn nicht, ist der Verlauf ohne weitere Behandlung regelrecht. Der *Ausschlag*, wie bei Masern, muß gut herauskommen. Er erscheint von oben nach unten und heilt in dieser Weise ab. Erscheint er nicht eindeutig oder *schwach*, dann geben Sie

Zincum D200

1 Gabe einmalig dazwischen, um eventuelle Folgen des unterdrückten Ausschlages (z. B. durch vorherige Impfung) zu vermeiden.

d) *Masern*
Meist beginnt diese Erkrankung mit *Fieber ohne Schweiß*. Steht die trockene Hitze mit *viel Durst* und unruhiger *Angst* im Vordergrund, so geben Sie zuerst

Aconitum D30

1 Gabe einmalig. Steht jedoch anfänglich die *Schwellung der Haut* und *Schleimhäute* im Vordergrund und Ihr Kind äußert *keinen Durst*, dann geben Sie eher

Apis D200

1 Gabe einmalig. Mit dem Ausbruch des Ausschlages formen sich Begleiterscheinungen aus, wie wir sie aus dem Volksmund kennen: *verheult*, *verrotzt*, *verschleimt*, Bindehautentzündung, Schnupfen, Husten in der Reihenfolge ihres Auftretens. Die *Bindehautentzündung* verlangt nach

Euphrasia D3

3 × 1 Gabe täglich, eventuell auch als Augentropfen. Der *Schnupfen* ist *zäh, mild* und *gelb-grün*. Jetzt brauchen Sie

Pulsatilla D4

3 × 1 Gabe täglich. Meist tritt danach der *harte, trockene, schmerzhafte Husten* auf. Geben Sie jetzt

Bryonia D3

1 Gabe 2stündlich. Danach erst kann ein *Juckreiz* erscheinen, der sich auf

Sulfur D30

1 Gabe einmalig lindert und den Ausschlag voll zur Blüte bringt. Für jedes Stadium der Erkrankung haben wir eine passende Arznei, auch für die *Komplikationen:*
Atemnot und *Durchfall* verlangen nach Behandlung mit

Silicea D6

3 × 1 Gabe täglich; die gelegentliche *Kreislaufschwäche* wird mit

Camphora D1

1 Gabe bedarfsweise behoben oder bei *Ohnmachtsneigung* mit

Carbo vegetabilis D30

1 Gabe bedarfsweise (*siehe auch Ohnmacht, Kapitel 46*). Die weniger häufige *Masernhirnentzündung* heilt mit

Moschus D12

2 × 1 Gabe täglich. Alle Erscheinungen bedürfen empfindsamer Beobachtung durch die Eltern.

e) *Keuchhusten*
(siehe auch Husten, Kapitel 28)
Diese Erkrankung soll von unseren Kindern gut durchgestanden werden, weil sie eine positive charakterliche Änderung nach sich zieht. Ich wende mich verständlicherweise an die Eltern mit der Bitte, Geduld zu üben, Geduld, die uns klüger werden läßt. Die Hustenanfälle beginnen meist abends im Bett und halten die *Nacht* über an. Der Husten ist *trocken, bellend*, das Kind *hitzig* und möchte *warm* eingehüllt werden. Geben Sie anfangs

Belladonna D30

1 Gabe einmalig am Abend. Wird der Husten eher *hohlklingend*, als huste man in einen leeren Kochtopf, verschlimmert er sich um *Mitternacht bis 2 Uhr* morgens, dann lassen Sie

Drosera D3

3 × 1 Gabe täglich folgen und geben eventuell auch nachts 1 Gabe. Wird der Husten eher krächzend, kratzend, *giemend*, als atme man durch einen *Schwamm*, und verschlimmert er sich beim *Niederlegen* des Kindes am Abend und *um Mitternacht*, dann ist eher

Spongia D3

3 × 1 Gabe täglich angezeigt. Auch diese Arznei kann nachts wiederholt werden. Aufgrund der homöopathischen Behandlung begegnen wir Komplikationen nur noch selten. Mit diesen Arzneien wird der Keuchhusten oft rasch überwunden. Der Husten bleibt meist trocken. Selten verflüssigt sich das Sekret zu *dickem, glasigem, fadenziehendem* Schleim. Die Anfälle treten eher abends beim *Niederlegen* und *morgens* beim Erwachen auf und klingen *wie ein Raucherhusten.*

Coccus cacti D6

3 × 1 Gabe täglich, hilft ausgezeichnet hier wie beim Raucherhusten. Häufig verfärbt sich beim Hustenanfall das *Gesicht* des Kindes *blau*, insbesondere beim Husten, wie er attackenweise *würgend* und kräch-

zend, unter *Drosera* beschrieben, auftritt. Geben Sie

Cuprum D30

1 Gabe einmalig zusätzlich und eventuell nochmals bedarfsweise. Nach der akuten Spanne der Erkrankung kann ein *hartnäckiger trockener* Husten überdauern. Das Blut staut sich dabei im Kopf, was als *pulsierender Kopfschmerz* geklagt wird. Das *Gesicht* verfärbt sich *rot.*

Sanguinaria D6

3 × 1 Gabe täglich, wird die Ausheilung einleiten. Ebenso kann sich nach der akuten Phase eine Entzündung des Kehlkopfes und der Luftröhre mit *Heiserkeit* entwickeln. Der Husten, eher ein *Reizhusten* mit Räusperzwang, verschlimmert sich im *warmen* Zimmer und beim *Niederlegen.* Das Kind verlangt nach *kleinen* Schlucken *kalten* Wassers, das den Reiz lindert.

Bromum D6

3 × 1 Gabe täglich wird auch diese Komplikation heilen.

f) *Scharlach*
Diese Erkrankung tritt epidemisch auf, d. h. es erkranken immer mehrere Menschen gleichzeitig. Sie beginnt mit *Fieber (siehe auch dort, Kapitel 15)* vor dem Ausschlag. Der Fieberverlauf kann verschiedenartig sein. *Hitze, ohne Durst, glatte trockene Zunge* verlangen nach

Apis D30

1 Gabe 1–2stündlich, bis der Ausschlag erscheint. Ist dann das Gesicht *geschwollen,* fahren Sie mit 1 Gabe täglich fort. Bei solchem Verlauf kann der Ausschlag ausbleiben, dafür jedoch der *Hals geschwürig* werden. Auch dabei heilt *Apis.* Eine andere Fieberart mit *Röte* im Gesicht, die Zunge wie eine *Erdbeere,* mit viel *dampfendem Schweiß* und Verlangen nach *warmem* Einhüllen braucht

Belladonna D30

1 Gabe 1–2stündlich. Der folgende Ausschlag ist eher *flach* und glatt und bedarf weiterhin dieser Arznei bis zur Abheilung. Der eher *septische Verlauf* mit *trockener Hitze* im Wechsel mit *Frostschauern* und Schüttelfrost, *trockenem Mund* und *viel Durst* braucht

Lachesis D12

2 × 1 Gabe täglich. Tritt im Verlauf Schweiß ein, fühlt sich der Erkrankte erleichtert. Der Ausschlag ist eher *bläulich-rot*. Das sind die Arzneien für die erste akute Phase. Das Gesicht ist bisher von *roter* Farbe. In der zweiten Phase kann unser Patient *blaß* werden und sich schwach fühlen.

Lycopodium D4

3 × 1 Gabe täglich, baut wieder auf, besonders wenn es sich um einen schlanken, *hageren* Menschen handelt. Bei *Halsentzündung (siehe auch Halsschmerzen, Kapitel 22)* mit *eitrigen* Belägen, *stinkendem* Atem, *großer*, weiß *belegter Zunge* und *stinkendem Nachtschweiß* geben Sie

Mercurius solubilis D12

2 × 1 Gabe täglich. Sind die *eitrigen* Beläge von *Geschwüren* durchsetzt bei gleichen Begleiterscheinungen, dann geben Sie eher

Acidum nitricum D6

1 Gabe täglich. Der *Ausschlag* ist ebenso vielgestaltig wie das Fieber. Wir kennen bereits seine Erscheinung, wie bei *Apis, Belladonna* und *Lachesis* beschrieben. Der *großfleckige, dunkelrote* Ausschlag verlangt nach

Ailanthus D6

3 × 1 Gabe täglich. Das Gesicht ist erst *hochrot*, dann *blaß* und *bläulich*. Das Fieber wechselt mit Frostschauern. Unser Patient wird schwächer und ist mit *kaltem* Schweiß bedeckt. Ein eher bedrohlicher Verlauf, der

sich mit Sicherheit nicht derart entwickelt, wenn Sie von Anbeginn gut beobachten und die passende Arznei wählen. Wenn der *Juckreiz* plagen sollte, verabreichen Sie zwischendurch

Rhus tox D30

1 Gabe einmalig, am besten abends. Nach der Erkrankung können sich Störungen einstellen, von denen die häufigsten beschrieben seien. Bleiben die *Lymphdrüsen* groß und hart, hilft

Barium carbonicum D4

3 × 1 Gabe täglich. Bleibt ein *Erkältungsinfekt* mit Husten und Schnupfen zurück, hilft

Thuja D6

3 × 1 Gabe täglich. Und stellt sich nachher eine *Entzündung der Harnblase* ein, heilt

Cantharis D6

3 × 1 Gabe täglich, die Restbeschwerden aus.

Jetzt haben Sie beim Lesen und Lernen so viel erfahren, daß Ihnen die Angst vor der Bedrohlichkeit und Dramatik bestimmter Kinderkrankheiten sicherlich genommen ist.

NOTIZEN:

32. Kinderschlaf

(siehe auch Schlafstörungen, Kapitel 60)

Das gesunde Kind schläft ausgestreckt auf Bauch oder Rücken, die Arme über dem Kopf. Der gestörte Schlaf des Kindes hat Folgen bis tief in die Gemütsverfassung einer gesamten Familie. Das Kind, das nachts aufwacht, sich in seinem Zimmer alleine und ängstlich fühlt, ins elterliche Bett wandert und weiterschläft, hat ein natürliches Anrecht, nicht alleine zu sein und dafür die wohlige-warme Körpernähe seiner Eltern zu spüren. Nur wenige Erwachsene werden sich durch solches Verlangen gestört fühlen, ebensowenig wie durch gelegentliches weinerliches oder schreiendes Erwachen in der Folge von Gemütsbewegungen wie Alpträumen, Schreck, Geister- und Gespenstersehen. Es ist die allnächtliche Störung von Geschwistern und Eltern, die uns verzweifeln läßt.

a) Fast alle Kinder verlangen nach Licht, da die Dunkelheit Geister und Ungeheures ausformt. Die meisten schlafen damit gut ein und sind beim gelegentlichen Erwachen beruhigt, die vertraute Umgebung zu erkennen. Erst wenn schwere Träume plagen, das Kind *redet, stöhnt, zuckt, schlägt*, den *Kopf hin und her rollt* und mit den *Zähnen knirscht*, fährt es *aufschreiend* aus dem Schlaf. Geschieht dies *im ersten Schlaf* vor Mitternacht, erwacht das Kind mit *hochrotem* Kopf, *glänzenden* Augen, *Schweiß* am Vorderkopf und erzählt unter Tränen von *gespenstigen Geräuschen*, dann wird

Belladonna D 30

1 Gabe einmalig, an einem bis drei Abenden gegeben, die die Nacht wieder zur Erholung werden lassen.

b) Bemerken Sie die gleichen Erscheinungen, jedoch *mit ausgeprägter Angst* vor der Dunkelheit, wobei das Kind *schreiend* aus dem Schlaf *auffährt*, aus dem Bett *flieht*, sich an die Umstehenden *anklammert*, seine Umgebung *nicht erkennt* und von *fratzenhaften Tieren* berichtet, dann geben Sie ihm

Stramonium D30

1 Gabe einmalig, an einem bis drei Abenden.

c) Ein anderes Kind, das aus dem Bett *flieht*, nachdem es öfter nachts frech und *schrill schreiend* aus dem Schlaf fährt, will erst gar nicht zu Bett. Trotz Müdigkeit wehrt es sich mit Händen und Füßen. Ist dann das allabendliche Zu-Bett-Geh-Drama überstanden, hören Sie es ärgerlich mit dem *Kopf gegen die Wand* oder Bettkante *schlagen* und kurz über lang steht es, lauthals verdrießlich schreiend, inmitten des gemütlichen Abends, will herumlaufen und *herumgetragen* werden, was es besänftigt. Bevor sich der Teufelskreis von Niederlegen, Erwachen, Herumtragen und Besänftigung ausprägt, geben Sie rasch

Chamomilla D30

1 Gabe einmalig, ebenso an mehreren Abenden. Die telefonischen Danksagungen solcher großtyrannisierter Familien sind nicht nur für uns Ärzte eine Labsal.

d) Das ängstliche, eher *schlanke* Kind – die bisher erwähnten sind eher *rundlich* –, das gelegentlich mit *Todesangst* unruhig aus dem Schlaf erschrickt, vielleicht wegen schreckhaften Träumen, braucht nur

Aconitum D30

1 Gabe einmalig und beruhigt sich rasch wieder.

e) Das sehr *zarte*, phantasiereiche, lebendige, *ängstlich-feige* Kind mit Angst vor Alleinsein und Dunkelheit, so daß es trotz Licht, Müdigkeit und zusehends *blassem Verfall* seiner sonst rosigen Gesichtsfarbe abends lange nicht einschläft, dann die Knie anzieht, sich *schaukelnd* in den Schlaf wiegt und *morgens* als Erstes *putzmunter* für die Familie Kaffee bereitet – dieses reizende kindliche Wesen braucht

Phosphorus D12

2 × 1 Gabe täglich, über längere Zeit, um mit seinem Kräftespiel haushalten zu können.

f) Einem Kind, das sich *tagsüber* gelassen und ruhig wie ein *„braves Baby"* verhält, *nachts* aber unerklärlich anhaltende *Schreiattacken* erbeben läßt, geben Sie

Jalapa D12

2 × 1 Gabe täglich, bis es auch nachts seine Ordnung findet.

g) Genau das umgekehrte Verhalten, *tags unruhig* und nervös, *nachts* jedoch *wohlgelaunt*, ja lustig erwachend und zum Spielen auffordernd, spricht an auf

Cypripedium D6

3 × 1 Gabe täglich, so daß der Tag wieder zum Tag und die Nacht wieder zur Nacht wird.

Viele Familien können jetzt sicherlich den erfrischenden Balsam einer gut durchschlafenen Nacht einatmen. Manch andere brauchen trotz Behandlung den Rat ihres Arztes.

NOTIZEN:

33. Kinderzorn

Wer kennt sie nicht; die Wutausbrüche unserer Kinder! Und doch sind sie in ihren Äußerungen nicht gleichgeartet. In der Regel werden die Zornesausbrüche durch Nichtigkeiten und Kleinigkeiten ausgelöst, die Wesentlichkeiten regelt ein Kind mit vernünftiger Gelassenheit, selbst mit Liebreiz. Der Reiz des Widerspruches hat jedoch viele Auslösungen, die im sozialen Gefüge einer Familienstruktur zu finden sind. Betrachten wir nun *Verhalten.*

a) Sinnlose Wut, auf den Boden stampfen, sich *auf den Boden werfen*, umsichschlagen. Das Kind ist *schwer* auf andere Aufmerksamkeiten *abzulenken*, wirft den angereichten Trost wie Spielzeug, Bilderbuch durch die Gegend und *schreit* aus vollem Hals in hitziger, unleidlicher, *schriller* Tonlage durch die Gemäuer der Wohnung. Bis Sie es auf Ihren Arm nehmen und *herumtragen*, was bei solchem Zorn gewissermaßen Überwindung kostet. Denn lange besänftigt das Herumtragen nicht, eben bis zum nächsten Wutanfall, weil das verlangte Spielzeug nicht gefällt, jetzt dieses, dann jenes, bis alle in eine Ecke fliegen und wieder hervorgeholt werden. Auch die Oma weiß *nicht* mehr, *was es will.* Trösten Sie sich und Ihr Kind und geben Sie anstatt dem nächsten Spielzeug

Chamomilla D30

1 Gabe einmalig, um den Frieden aller im Hause vereinten Generationen wiederherzustellen.

b) Ähnliches Verhalten zeigen übellaunige, *mürrische* Kinder mit lange *unterdrücktem Zorn*, die dann bei geringstem *Tadel* und Widerspruch in *untröstliche* Wutäußerung verfallen. Die Reaktionen sind noch *heftiger* als vorbeschrieben bei *Chamomilla*-bedürftigen Kindern. Der angebotene Trost und einfallsreiche Zuspruch verschlimmern nur die Lage.

Bevor Sie sich nervlich aufreiben und selbst mit zornigem Geschrei ein Ende herbeiführen wollen, geben Sie

Staphisagria D30

1 Gabe einmalig, eventuell zwei bis drei Tage. Dadurch wird sich auch die kindliche *geschlechtliche Überreizbarkeit* beruhigen.

c) Eine letzte Zornessteigerung erleben wir erschreckend in *gewalttätigen* Äußerungen des Kindes. Die geringste tröstliche Zuneigung erfährt eine unerwartete, *unkontrollierbare* Antwort, die Spielsachen werden *zerstört*. Das Kind ist *„blind vor Wut“* und braucht

Stramonium D30

1 Gabe einmalig, und bedarfsweise weiter 1 Gabe täglich bis sein Gesicht die *tiefroten* Wangen und Ohren und die *zornesfunkelnden* Augen verliert und sich gleichzeitig mit dem Gemüt seine *geschlechtliche Überreiztheit* besänftigt.

NOTIZEN:

34. Kleinkind

Das gut vorbehandelte Kleinkind ist im allgemeinen widerstandsfähig. Gelegentlicher Schnupfen, Husten, Fieber und sogenannte Kinderkrankheiten behandeln Sie entsprechend der in den Kapiteln angegebenen Hinweise.

a) Erwähnenswert seien hier die Beschwerden bei *Zahnungsschwierigkeiten*, die u. a. den *Schlaf* einer ganzen Familie rauben können (*siehe auch dort Kapitel 60*). Die bewährteste unter allen Arzneien ist

Chamomilla D 30

1 Gabe einmalig bei Schmerzäußerung wie lautes, verdrießliches und unerträgliches Schreien, wenn Ihr Kind sich nur auf Ihrem *Arm schaukelnd* beruhigt, gar singend grinst, aber sein *Geschrei* wieder losläßt, sobald Sie es *niederlegen* möchten. Man sagt, die beste Beruhigung für Kinder sei die Ummotivation in ein anderes Thema. Bei diesem Zustand bleibt diese Aussage Theorie. Was immer Sie auch anreichen, das Spielzeug, das Bilderbuch, nichts kann den Wunsch getragen zu werden, ummotivieren. Die dargereichte Ablenkung wird vehement und ungerichtet in die Umgegend geworfen. In der Tat leidet es. Das Zahnfleisch ist *geschwollen*, äußerst berührungsempfindlich, die Kopfdecke ist *heiß*, *feucht* und fieberig. *Schnupfen, Husten*, unverdauter bis grüner *Durchfall* und *Fieber* können sich entwickeln, aber nur wenn Sie die Arzneigabe zu lange hinauszögern.

b) Ein weniger schmerzhafter Zustand, weniger unleidlich, aber ständig *erhöhter Temperatur* bei geschwollenem Zahnfleisch, eventuell mit nicht beeinträchtigendem *Durchfall*, verlangt nach

Ferrum phosphoricum D 12

2 × 1 Gabe täglich. Ihr Kind fühlt sich im allgemeinen *wohl* und spielt dabei.

c) besteht ein heftig *stinkender*, auf dem Wickeltisch herausschießender *Durchfall*, so denken Sie an die Zahnung und geben Sie

Podophyllum D6

3 × 1 Gabe täglich, damit der Schmerz nicht mehr die Leber plagt.

Wenn Ihr Kind im Anschein einer guten Gesundheit steht, sollten wir uns doch unserer *angeborenen Unvollkommenheit* erinnern und der Entgleisung vorbeugen. Lassen Sie sich und Ihrem Kind 4 bis 6mal im Jahr eine *Hochpotenz* zukommen, die Ihr Arzt für Sie aussucht, damit Ihre Verfassung harmonisch bleibt.

d) Das *Erbrechen* unserer Kinder ist häufig vielgestaltig und für sie selbst meist undramatisch. Die Vielgestaltigkeit der Störung drückt sich in den verschiedenen Folgen von *Auslösungen* aus, wie *Erkältung (siehe dort, Kapitel 14)*, aber auch als Antwort auf eine tief in der kleinen Persönlichkeit verankerten Störung des Verhaltens. Wie oft ist uns Erwachsenen *„zum Kotzen"* zumute, warum sollten unsere Kinder nicht auch einen, eher unbewußten Grund dafür haben. Die erste hilfreiche Arznei für beide ist

Nux vomica D30

1 Gabe einmalig, wenn wir reizbar, *übelgelaunt* und uneinsichtig sind (*siehe auch Kater, Kapitel 30*). Die Zunge ist belegt, das Erbrochene ist *sauer*, die Stimmung ist *sauer*.

e) Ist die *Zunge rein*, glatt und sauber, das Erbrechen eher ein *Gewürge* wie beim Brechhusten (*siehe auch Husten, Kapitel 28*), dann hilft

Ipecacuanha D4

1 Gabe alle 10 Minuten sehr rasch und verhindert, daß die Schleimhäute zu bluten beginnen.

f) Erbrechen als Folge von recht akutem *Kummer* wie Heimweh, Liebeskummer mit Eltern und Freunden, *Tadel* mit heftiger unbedachter Zurechtweisung braucht

Ignatia D30

1 Gabe einmalig. Diese Kinder sind *übersensibel*, liebesbedürftig und *leicht zu trösten*, aber auch launenhaft, *widersprüchlich* und *kapriziös*. Sie vertragen bei Übelkeit eher schwer verdauliche Speisen als leicht verdauliche. Bei ihrem Kummer *schlucken* sie, seufzen und erinnern uns in ihrem Verhalten gar oft an uns Erwachsene. Versuchen auch wir diese Arznei!

NOTIZEN:

35. Kniegelenkentzündung

Eine Entzündung setzt sich gerne dort fest, wo der Widerstand am geringsten ist. Bei gewebs- und gelenkschwachen Menschen siedelt sie sich des öfteren im Knie an. *Schmerzart*, verschlimmernde und lindernde *Umstände* sind für die Arzneifindung maßgebend. Sie ersparen sich Trakturen wie Röntgen und Punktionen.

a) Das Gelenk ist *heiß, rot, geschwollen* wie jede Entzündung. Wenn es drinnen *pocht* und wallt, jede Berührung äußerst schmerzt und eine *warme* Auflage lindert, dann wird

Belladonna D30

1 Gabe alle 6 Stunden, drei Gaben insgesamt, die Heilung fördern.

b) Das Gelenk ist heiß, rot, geschwollen. Drinnen *sticht* es in Ruhe, bei Bewegung und bei Berührung. Eine *kalte* Auflage lindert den Schmerz.

Apis D4

1 Gabe stündlich im Beginn der Entzündung, später 2–3stündlich 1 Gabe, wenn die Erscheinung sich zusehends bessert.

c) Das Gelenk ist heiß, rot, geschwollen. Drinnen *sticht* es bei der *leichtesten Bewegung*. Ruhe und eine *kalte* Auflage lindern den Schmerz.

Bryonia D3

1 Gabe 2–3stündlich im Beginn der Entzündung, später 3 × 1 Gabe täglich bis zur Ausheilung. Jede Entzündung verlangt nach Ruhestellung! Also: Machen Sie es sich auf dem Sofa bequem und besänftigen Sie Ihr Knie im akuten Stadium mit *Quarkumschlägen* oder mit der Auflage

eines *Weißkohlblattes*. Der Mineralaustausch dieser Auflagen wirkt entzündungshemmend, was Sie daran merken, daß die Hitze dem Entzündungsherd entzogen wird. Diese Zusatzbehandlung hat sich bei allen Entzündungen wie Venen, Lungen, Rippenfell, Furunkel, usw. bewährt.

d) Die Kniegelenkentzündung ist häufig von einem *Erguß* begleitet. Die Kniescheibe „schwimmt" (ballotiert) geradezu im „Wasser" oder es bleibt ein Erguß nach dem akuten Geschehen zurück. Für dessen *Auflösung* (Resorption) nehmen Sie

Sulfur jodatum D4

3 × 1 Gabe täglich bis zur völligen Ausheilung. In dieser Phase legen Sie Umschläge in Zimmertemperatur auf mit

Luvos – Heilerde 2*

2 × täglich. Dieser naturreine Löß unterstützt den Heilungsverlauf.

NOTIZEN:

* Heilerde Gesellschaft, Luvos Just GmbH & Co., D-6382 Friedrichsdorf 2

36. Kopfschmerz

Dieses Leid ist so vielfältig in seiner Auslösung und Ausprägung und so vielgestaltig mit der Anlage und Verfassung der betroffenen Person verbunden, so daß diese in ihrer Gesamtheit ärztlich erfaßt werden muß. Es fällt mir nicht leicht, die wesentlichen heilenden Arzneien und Arzneihilfen für Sie auszusuchen. Als Folge von *Auslösungen* finden Sie Hilfe in den entsprechenden Kapiteln Erkältung, Periode, Schulangst, Verletzung, Wirbelsäule, Ärger, Angst und Kummer. Außerdem achten Sie bitte auf den *Sitz*, die Lokalisation des Schmerzes, auf die *Schmerzempfindung*, auf den Gesichtsausdruck, das *Aussehen* und auf das *Verhalten* des Leidenden.

a) Angst, Ärger, Aufregung, Erwartung, Prüfung oder auch Wetterwechsel, Föhn, Erkältung sind die Auslösungen für einen weitverbreitenden *Hinterkopfschmerz*. Der Schmerz sitzt *krampfend* im Nacken und zieht über den Hinterkopf, die Schädeldecke, zur Stirn, zu den Augen. Wie ein *Band*, wie ein Reifen empfindet der Kopf die Zusammenschnürung. Trotzdem fühlt er sich an wie zu groß. Die Augen *flimmern*. Der Erkrankte *zittert*, ist berauscht, benommen und schläfrig. Sein Gesicht ist eher *dunkelrot*, erschöpft. Nehmen Sie

Gelsemium D30

1 Gabe einmalig. Mit dem Nachlassen des Schmerzes werden Sie *Unmengen farblosen Urin* lassen.

b) Ekzesse mit Genußmitteln in zeitlichem *Durcheinander*, Übernächtigung aus gesellschaftlichen Anlässen, Überanstrengung bei geschäftlichen Belangen sind die Auslösungen für den eher zivilisatorischen *Katerkopfschmerz* mit Hauptsitz im Hinterkopf. Auch Erkältung und Unterkühlung bei *feucht-kaltem* Wetter können einen ähnlichen Kater auslösen. Der Katerkopf – wer kennt ihn nicht(!) – brummt, ist *wie zu* *groß* empfunden, benommen. Das Gesicht sieht verloddert, gequollen, aufgeschwemmt, übermüdet und überarbeitet aus. Am besten Sie reichen ihm schweigend ein *kühles* Tuch und frühzeitig

Nux vomica D30

1 Gabe einmalig, denn jedes Reden, jede Kleinigkeit *reizt* ihn bis zum Platzen. Bei Erkältungen kuschelt er sich in eine *warme* Bettdecke bis zum Hals gut eingepackt, denn jeder *kleinste Luftzug* unter der Decke reizt ihn zum *Niesen* wie zum Platzen.

c) Gelenk- und Muskelrheuma, Periode, Wechseljahre und Nervosität sind die Auslöser eines Hinterkopfschmerzes, der eher Frauen befällt. Der *krampfartige* Schmerz beginnt mit *steifem Nacken*, zieht neuralgisch über die Schädeldecke und Augen bis in die Wangen und den Kiefer. Der Leidende hat das Gefühl, als *öffne und schließe sich die Schädeldecke*. Von innerer Unruhe geplagt, seufzt er ängstlich, denn er glaubt, nicht mehr gesund zu werden. Trotzdem überfällt uns ein *Redeschwall* mit sehr wechselhaften Inhalten. Er schließt dabei die Fenster und hält seinen Kopf *warm*.

Cimicifuga D3

1 Gabe alle 10 bis 15 Minuten bei Kopfschmerz, sonst 3×1 Gabe täglich.

d) Die *schlanken*, blassen, ernsthaften Kinder und jungen Menschen mit übermäßigem Bewegungsdrang überfällt häufig gegen Ende des Schulunterrichts ein sogenannter *Schulkopfschmerz*, ausgelöst durch rasche geistige Ermüdbarkeit. Die *Knochennähte* des Schädels schmerzen und am Hinterkopf herrscht ein Gefühl, als ob ein *Eisbeutel* aufläge. Die ganze Wirbelsäule ist verbogen und schwach (*Morbus Scheuermann*). In der Schulbank und am Mittagstisch *stützen* sie *den Kopf auf*, da sie ihn kaum mehr frei halten können. Das Mittagessen, in dem sie eher *rumstochern*, lindert ihre Beschwerden. Danach verlangen sie nach einem *warmen* Bett.

Calcium phosphoricum D12

2 × 1 Gabe täglich über lange Zeit gegeben, stärkt ihr Stütz- und Hirngewebe.

e) Das eher *rundliche*, liebenswerte, anschmiegsame, ängstliche, *leicht weinerliche* Schulmädchen leidet ebenso leicht an Schulkopfschmerz, ausgelöst durch *stickige, muffige Luft* im Klassenraum. Es wird ihr heiß und dusselig im Kopf, der Hinterkopf drückt, Stirn und Schläfe zersprengen, besonders beim Husten und Bücken. Hier wie zu Hause sperrt sie die Fenster auf, um *kühle Luft* hereinzulassen, *trotz innerem Frösteln*. Sie kann dabei nicht stillsitzen, denn Bewegung lindert ihren Schmerz. Das Mittagessen verweigert sie. Sie läßt sich aber *gerne* streicheln und *trösten*, wobei sie leicht weint. Geben Sie

Pulsatilla D4

1 Gabe jede halbe Stunde, bzw. 3 × 1 Gabe täglich über längere Zeit. Diese Arznei wirkt auch bei Jungs und Erwachsenen mit ähnlichem Gemüt.

f) Autofahren, Fliegen, *Übernächtigung*, übermäßiges Fernsehen, geistige Überanstrengung sind die Auslösung für einen Hinterkopfschmerz mit Nackenschwäche. Der Kopf ist benommen, *wie leer*, wie mit einem *Band*, einem Reifen zusammengepreßt und Sie haben das Gefühl, als öffne und schließe sich die Schädeldecke. Wie ein *Brett vor dem Kopf*, klagen Schüler, wenn sie in der Schule infolge der Auslösungen versagen. Sie sind nervös überreizte, *schusselige*, vergeßliche *Hampelmänner*. Essen und Trinken verweigern sie, weil es ihre Beschwerden verschlimmert. Frische Luft, warm oder kalt, vertragen sie nicht.

Cocculus D12

1 Gabe stündlich, bzw. 2 × 1 Gabe täglich bis die Folgen der Auslösungen ausgeglichen sind.

g) *Schulmüdigkeit* und geistige Überanstrengung lösen einen heftigen drückenden, pulsierenden Hinterkopfschmerz aus. Der Betroffene sieht verfallen und *abgehärmt* aus – bei üblicherweise *blühender* Erscheinung –, ist höchst reizbar. Er braucht nur etwas zu *essen*, Ruhe und Schlaf in *frischer* Luft mit einem *kalten* Waschlappen auf dem Gesicht. So erholt er sich rasch wieder, so rasch wie er erschöpft.

Phosphorus D200

1 Gabe einmalig, bevor er sich zur Ruhe legt, wirkt überraschend schnell und erfrischt das sonst heitere Gemüt.

h) Manche Menschen plagt ein *linksseitiger*, eher *neuralgischer Kopfschmerz*, der auf dem linken Scheitel bohrt und *sticht*, zum linken Nacken, zum linken Stirnhöcker und zum linken Auge geht. Auf dem Schädel haben sie das Gefühl, *als stünde die Pfeilnaht offen*. Jede Erschütterung und Berührung schmerzt, so daß sie sich niederlegen und gegen die Augen drücken, um den Schmerz zu lindern. Der Schmerz nimmt *allmählich zu* und fällt *allmählich ab* mit dem Verlauf der Sonne.

Spigelia D4

1 Gabe alle 10 Minuten bis die Beschwerden nachlassen, dann nur noch stündlich, 2stündlich, 3stündlich je nach Schmerzintensität.

i) Akuter Kummer und Sorge sind die Auslöser für eine andere Art von *linksseitigem* Kopfschmerz. Er *hämmert*, als ob ein *Nagel* in den Scheitel eingehauen würde und zieht in den Nacken. Dort *krampft* er und lastet als Bürde auf den Schultern. Sie *seufzen*, wollen dies und jenes und nachher doch nicht mehr. Insbesondere beschäftigt *Eßlust* Ihre Wünsche, da Essen Ihre Beschwerden und den Frust vorübergehend lindert. Nehmen Sie noch vor dem *Kummeressen*

Ignatia D30

1 Gabe einmalig, seufzen Sie tief, auch wenn Sie das Gefühl haben, nicht

recht durchatmen zu können. Sie vermeiden weitere Gewichtszunahmen.

j) Der *rechtsseitige* Kopfschmerz *pulsiert* an der Schläfe, zieht über den rechten Scheitel in den Nacken. Das Gesicht ist *hochrot*, die Ohren sausen durch den Blutandrang zum Kopf. Die Stirn berstet *zum Platzen*, und eine Faust treibt das Auge aus seiner Höhle. Manchmal schießt das Blut aus der Nase, was Linderung verschafft. Auch dieser Schmerz *steigt und fällt mit der Sonne* allmählich an und allmählich ab.

Sanguinaria D6

1 Gabe alle 10 Minuten bei starken hämmernden Schmerzen, wenn Ihnen obendrein noch *übel ist bis zum Erbrechen* und wenn Ruhe, Liegen und Verdunkelung wohltuend wirken.

k) Der *Entspannungskopfschmerz* tritt gar nicht so selten auf. Wenn Sie sich gerade am *Wochenende* einrichten zu entspannen, überfällt Sie ein heftiger *Hinterkopfschmerz* mit *Übelkeit* und *saurem Erbrechen*. Er zieht bis zu den Augen. In der ersehnten Ruhe verschlimmern sich die Beschwerden, so daß Sie sich *zwanghaft bewegen*.

Iris D6

1 Gabe alle 10 Minuten bis zur Besserung. Danach die Gabenhäufigkeit verringern, je nach Bedarf.

l) Die folgenden drei Arzneien haben eine gemeinsame Auslösung: die *Gehirnerschütterung*. Sie ist eine *Verletzung*, und wir alle kennen den begleitenden Kopfschmerz. Dumpfe Schwere im Kopf, Benommenheit und Schwindel, vor allem *bei Erschütterung*. Sie verlangen nach *Ruhe* und in Ruhe gelassen zu werden und *finden doch nicht den rechten Platz*. Ihr Gesicht ist dabei *gerötet*, unruhig und ängstlich. Wie bei jeder Verletzung nehmen Sie

Arnica D30

1 Gabe täglich bis zur Linderung. Die Arznei wirkt danach weiter.

m) Sind Sie eher *blaß*, erschreckt und *ängstlich-unruhig*, so trifft eher

Hyoscyamus D12

2 × 1 Gabe täglich zu. Hierbei sitzt Ihnen der *Schreck* nach dem Unfall tiefer als die Verletzung.

n) Ich habe Menschen erlebt, die noch zwanzig Jahre *nach* einem *Unfall* unter Kopfschmerzen litten. Gleich wie die Beschwerden sich im einzelnen gestalten, geben Sie unbedenklich

Natrium carbonicum D12

2 × 1 Gabe täglich, bevor Sie bei Nichterfolg einen homöopathischen Arzt konsultieren. Er kennt noch viele Arzneien, die Ihre Schmerzen beeinflussen und – wenn Sie Geduld mitbringen und Ihre Mitarbeit – eine Heilung einleiten können.

NOTIZEN:

37. Kummer

Das *Dasein* liegt im Maß der Mitte, das *Sosein* in der Entgleisung des Daseins. Nur in der existentiellen Not – im Sosein – offenbart sich die wahre Verfassung eines Menschen. Die veränderte Wertorientierung, der Verlust von Tradition und Religion als Ausdruck tiefsten inneren Haltes und innerer Ordnung, Verlust von Empfindungen wie Ehre, Ehrfurcht und Würde als Ausdruck äußerer Bestätigung und Anerkennung von außen, verändern das Maß der Mitte. So erleben wir in dem von innen und außen bedrohten Menschen den Widerspruch zwischen der Rolle, die er spielen will oder muß, die er spielen darf oder nicht darf. So erleben wir die Widersprüche zwischen Wünschen und Notwendigkeiten eines Menschen und inneren und äußeren Hemmnissen. So erleben wir die Widersprüche zwischen menschlichen Urbedürfnissen und inneren und äußeren Versagungen, Widersprüche zwischen einer Rollenvorstellung, einer Rollenverwirklichung und einem Rollenzwang, den die Gesellschaft auferlegte. Diese Widersprüche ergeben die Konflikte unseres Daseins. Inwieweit diese Bedrohung unser Dasein erschüttern kann, entscheidet unser Wertmaß oder unsere Maßlosigkeit, unsere Haltung oder Haltlosigkeit. Wir können die Konflikte kreativ lösen und erhalten unser geordnetes Dasein der Mitte. Wir können sie aggressiv gegen uns und unsere Umwelt bekämpfen, dann werden Frauen hysterisch und Männer zu Säufern. Wir können sie regressiv verdrängen – und verkümmern.

a) So erleben wir den Verkümmerten in seiner ängstlichen, *in sich gekehrten Depression*, in den Zuständen des Enttäuschtseins, des Gekränktseins, des Gedemütigtseins, die er *nie vergessen kann.* So erleben wir ihn in seinen Bedürfnissen nach Nähe, nach Zuwendung im Seelisch-Geistigen wie im Körperlich-Sexuellen, in seinem Bedürfnis nach mehr Entfaltung in der *Beziehung zum Du*, dessen Schicksal, dessen Maß oder Maßlosigkeit, dessen Haltung oder Haltlosigkeit zum Beginn eines Erkrankungsprozesses wird. *Seit jener Kränkung ist er* *krank*. Da begann auch die Verstopfung, das Herzklopfen, die Abmagerung, der Kropf, der Diabetes. So erleben wir aber auch mit

Natrium muriaticum D200

1 Gabe einmalig, wie er seine Verlassenheit, seine Trostlosigkeit und seine Einsamkeit verläßt zugunsten eines besseren Maßes.

b) Ganz anders der *Liebeskummer* unserer jungen zarten Menschen. Sie wollen allein gelassen werden, sie *wollen Einsamkeit*, die sie mit *elegischem Seufzen* beleben. Schwäche und Erschöpfung, Kummer mit dem Freund, den Eltern, den Lehrern erfüllen ihre grübelnden Gedanken.

Acidum phosphoricum D6

3 × 1 Gabe täglich, mindestens vier Wochen lang, wird ihre zuneigenden Lebensgeister wieder erfrischen.

c) Wenn Ihnen durch familiären oder beruflichen Kummer beim Reden *der rote Faden entgleitet* und Sie verlegen *erröten*, wenn Sie dadurch grübelnd im Bett liegen und nicht einschlafen können, weil die Gedanken sich im Kreise drehen und Sie keinen Ausweg finden, dann nehmen Sie

Ambra D3

3 × 1 Gabe täglich, bis Sie wieder fließend reden und gelöst schlafen können.

d) Wenn Ihr Kummer kurzzeitig zurückliegt und Sie eher *kapriziös* reagieren, mal dies, mal jenes verlangen und sich *beleidigt* zurückziehen, dann sollten Sie

Ignatia D30

1 Gabe einmalig nehmen, bis der *„akute Kummer“* verdaut und ihre

zarte, durchscheinende Seele gekräftigt ist.

Viele Erscheinungen und Störungen fließen entkräftigend in uns durch Kummer, Sorge, Demütigung, Kränkung und Kranksein. Die *Aussichtslosigkeit* bedarf der begleitenden Sicht eines Arztes.

NOTIZEN:

38. Magenschmerzen

(siehe auch Oberbauchsyndrom, Kapitel 45)

Organisch betrachtet empfinden wir Magenschmerzen aufgrund einer Magenschleimhautentzündung (Gastritis) oder eines Magengeschwürs (Ulkus). Schon vor 25 Jahren behaupteten japanische Mediziner, das Ulkus sei eine „Erkrankung des Gehirns", was klarstellen sollte, daß die eigentlichen Ursachen im Seelisch-Geistigen des Erkrankten zu suchen sind.

a) Beginnen wir am *Mageneingang* mit dem Gefühl, als krampfe sich im oberen Dreieck des Bauches der Magen zusammen (Cardiaschmerz), wobei diese Empfindung *wie ein Ei die Speiseröhre aufwärts* steigt. *Saures* Aufstoßen kann diese Erscheinung begleiten.

Abies nigra D4

3 × 1 Gabe täglich, hat sich hierfür als hilfreich erwiesen.

b) Empfinden Sie an gleicher Stelle ein *Druckgefühl mit Sodbrennen*, wobei die *Magensäure* spürbar in die Speiseröhre aufsteigt und *beim Bücken* in den Mund *aufschwulkt*, dann hilft Ihnen eher

Mandragora D6

3 × 1 Gabe täglich, auch bedarfsweise zusätzlich eine Gabe. Die Alraune ist eine besonders gute Arznei, wenn Ihre Beschwerden sich durch *Rückbeugen* des Körpers lindern und sich bei Milch-, Kaffee-, Alkohol- und Tabakgenuß verschlimmern.

c) Dem typischen *hageren*, schlanken, blaß-nervösen *Magenmensch* mit ängstlichem, *tiefgefurchtem* Gesichtsausdruck schlägt jede seelisch-geistige Belastung, jedes Ereignis, jede Begegnung „auf den Magen". Es kann sogar „in die Hose gehen“ (Durchfall). Der Magen *krampft, bläht* sich, besonders *nach Süßigkeiten*, die – Ironie des Schicksals – allzu gerne genascht werden.

Argentum nitricum D30

1 Gabe bedarfsweise, wenn Hastigkeit, Magenschmerz und *Lampenfieber* die Gelassenheit überbieten.

d) Menschen, die viel unterwegs sind, dadurch ein *ungeregeltes Leben* führen und obendrein noch durcheinander essen und trinken, leiden oft an Magenbeschwerden, Säure, Völle, Verkrampfung, Stiche, Ermüdung, wobei sich einige Erscheinungen durch Essen bessern, andere verschlimmern. Zwei Arzneien haben sich für derart beschäftigte und leidende Menschen wohlbewährt.

Nux vomica D12

1 Gabe täglich vor dem Mittagessen, 1 Gabe vor dem Abendessen und

Graphites D12

1 Gabe täglich nach dem Mittagessen, 1 Gabe nach dem Abendessen, vorausgesetzt daß es zu solch regelmäßigen Nahrungsaufnahmen kommt. Jedenfalls nehmen Sie diese Arzneien bei zwei größeren Mahlzeiten ein.

e) Das *Magengeschwür* ist homöopathisch gut zu behandeln, besonders wenn die Ulkuspatienten ihren Schmerz *nüchtern* verspüren. In ihrer Tasche, unterwegs oder nachts im Bett, immer sind sie mit einem Zwieback oder einem trockenen Brötchen versorgt, von denen sie nur einen Bissen zu nehmen brauchen, um ihre Beschwerden zu lindern. Auch hierfür haben sich zwei Arzneien bewährt und manch einen vor der Operation bewahrt.

Anacardium D4

3 × 1 Gabe täglich vor den Hauptmahlzeiten und

Ignatia D4

3 × 1 Gabe täglich nach denselben. Zweifelsohne ist es vernünftiger, den leidensvollen Magenmenschen zum nächsten Arzt zu schicken.

NOTIZEN:

39. Mundfäule

Die Mundfäule oder Aphthen bilden sich aus kleinen brennenden Bläschen zu kleinen oberflächlichen, heftig schmerzenden Geschwüren aus; auf der Schleimhaut der Wangen, der Lippeninnenseite und des Schlundes.

a) Säuglinge *schreien* beim Trinken und Zufüttern, weil ihre Schleimhaut *brennt*. Mundhöhle und Atem sind *heiß*. Bei ihnen wird die Mundfäule häufig als *weißer Pilzbefall* diagnostiziert.

Borax D3

3 × 1 Gabe täglich bessert die Situation mit viel Geduld.

b) Gelb-weißlich *geschwürige* Placken mit einem wunden, stechenden Schmerz, *wie von einem Splitter* bei Berührung, wobei die Mundhöhle und der Atem streng und *scharf riechen*, werden mit

Acidum nitricum D6

3 × 1 Gabe täglich gut geheilt.

c) Menschen mit einer großen, *geschwollenen, schmutzig-belegten* Zunge, die an den Rändern *Zahneindrücke* abbildet, wobei die Mundhöhle und der Atem *übel stinkt*, brauchen

Mercurius corrosivus D4

3 × 1 Gabe täglich, insbesondere wenn sie obendrein durstig sind und ihre Drüsen übermäßig Speichel produzieren. Vielleicht liegt hinter diesem Übel doch eine tiefergreifende Störung?!

NOTIZEN:

40. Nabelkolik

Bauchschmerzen sind eine häufige Erscheinung bei unseren sensiblen Kindern. Die Krämpfe, die sich um den Nabel herum festsetzen, bedürfen bei längerem Bestehen immer der klinischen Untersuchung. Meist ist diese ergebnislos, und schon begeben wir uns in den Bereich homöopathischer Behandlung. Die klinischen Untersuchungen sollten nicht unsinnig ausgedehnt werden. Meine kleine Freundin *Bianca* mußte drei Monate von Klinik zu Klinik ziehen und sämtliche denkbaren und undenkbaren Untersuchungen, Spiegelungen, Röntgen und Blutentnahmen über sich ergehen lassen, bis eine Nachbarin ihrer Mutter die Homöopathie empfahl. Das war ein grausamer Weg, der kurz nach Beginn der Behandlung mit *Hyoscyamus* endete. Ich erzähle Ihnen die Geschichte *Biancas* nur, damit Sie Ihrem Kind solche Torturen ersparen.

a) Die Nabelkolik beginnt mit plötzlichen, heftigen Schmerzen. Tritt sie in der Folge von *Ärger* auf und wird sie mit wütendem, *schrillem Schreien* begleitet, wobei das Kind sich *krümmend* hin- und herwälzt, dann ist

Chamomilla D30

1 Gabe einmalig unsere erste Arznei.

b) Klagt Ihr Kind eher über krampfende, *stechende, einschießende* Schmerzen, zieht sich *krümmend* die Beine an den Bauch und drückt die Faust dazwischen, so haben sich zwei Arzneien

Magnesium phosphoricum D4
Colocynthis D4

1 Gabe im Wechsel alle 10 Minuten, sehr bewährt.

c) Ein Kind mit plötzlich unerträglichen Krampfschmerzen und berührungsempfindlichem Bauch, das seinen Körper *zurückbeugt*, um Linderung zu erhalten, wird mit

Belladonna D30

1 Gabe einmalig geheilt. Merken Sie sich bitte das auffällige Verhalten des Rückbeugens, bzw. Ausstreckens des Körpers und Sie werden bei Bedarf nie an dieser Arznei vorbeigehen.

NOTIZEN:

41. Nervosität

Durch den Einstrom von Reizen und Forderungen ist unsere Zeit dazu geschaffen, bewegungsfreudige Menschen in nervöse, hektische überreizte und überforderte Menschen zu verwandeln. Selbst unsere Kinder zeigen erhebliche Folgen der Reizüberflutung, falls sie nicht bewußt davor geschützt werden. Glücklicherweise hat die Natur auch hierfür Arzneien, um verschlimmernde Teufelskreise zu unterbinden.

a) Einem Menschen, der so nervös ist, daß er schon beim morgendlichen Erwachen glaubt, die Arbeit stehe *wie ein* unüberwindlicher *Berg* vor ihm und meint seine Aufgaben *nicht zu schaffen*, können Sie mit

Kalium phosphoricum D12

2 × 1 Gabe täglich, eine mitmenschliche Hilfe anbieten. Wenn diese Arznei trotz Besserung nicht seine gesamte Verfassung heilend erfaßt, braucht er ärztlichen Rat.

b) Bei unseren nervösen *Kindern* beeindrucken uns mit Entsetzen die *fahrige* Unruhe und *hampeligen* Bewegungsäußerungen. Nun gibt es Kinder, bei denen *nur die Beine* ständig in Bewegung sind, ständig hin und her schaukeln. Ihnen fehlt auch die Konzentration für jegliche Beschäftigung. Endlich im Bett, fahren sie mit ihren Beinen Fahrrad, anstatt einzuschlafen.

Zincum metallicum D12

2 × 1 Gabe täglich, wird ihre Hirntätigkeit dämpfen und ordnen.

c) Bei den meisten Kindern sind nicht nur die Beine hampelig, sondern alle vier Extremitäten, *auch die Arme* fuchteln ungerichtet in der Luft. Die Bastelarbeit findet keine Vollendung, sondern Zerstörung; Schulkinder krakseln ihre Schrift aufs Papier – Mütter verzweifeln.

Kalium bromatum D12

2 × 1 Gabe täglich, wird Kinder und Mütter beruhigen. Sie ist eine wohltuende Arznei, die ich bei meinen eigenen Kindern zu meiner Zufriedenheit geprüft habe.

d) Wohl der übelste *Hampelmann* unter allen Kindern ist das *alberne* Kind, unfähig jeglicher Konzentration. Oft zeigen seine Arme und Beine *krampfartige* Bewegungen und seine Augenlider *zucken*, unrhythmisch aufeinandergepreßt.

Agaricus D12

2 × 1 Gabe täglich nährt das Hirn und setzt dessen Funktion ins rechte Lot.

Auch diese Arzneien sind nur eine mitmenschliche Hilfe, die vorübergehende Phasen solcher familien- und schulbelastender Störungen heilen. Jede fortdauernde Verhaltensstörung ist ein tief in der kleinen Person verhafteter Prozeß, den nur Ihr Arzt homöopathisch erfassen und günstig beeinflussen kann.

NOTIZEN:

42. Nesselsucht

Die Nesselsucht gehört in die Reihe der Erkrankungen bei Menschen mit einer ererbten allergischen Anlage. Die Hauterscheinung zeigt Quaddeln, erhabene, gerötete, juckende, glatte Ausschläge verschiedenster Ausdehnung nebeneinander. Ihre Auslösung beruht auf einer Unverträglichkeit der verschiedensten Substanzen, meist Nahrungs- und Arzneimittel, die jedoch *nur Indikator* und *nicht Initiator* der Erscheinung sind.

a) Die häufigste Art des Ausschlags tritt plötzlich auf, sein Schmerz ist von *stechendem, brennenden* Charakter, ähnlich dem eines *Bienenstiches*. Eine *kühle* Auflage besänftigt den Schmerz.

Apis D200

1 Gabe einmalig, die man selten zu wiederholen braucht, heilt die Haut und das Nesselfieber.

b) Herrscht beim Schmerz eher Jucken als Brennen vor und bilden sich auf dem Nesselausschlag kleine *juckende Bläschen*, dann ist

Rhus tox D30

1 Gabe alle 6 Stunden angezeigt, bis die Erscheinung sich bessert. Dann lassen Sie die Arznei auswirken und legen einen *feucht-warmen* Umschlag auf, der zur weiteren Linderung beiträgt.

c) Ebensowenig Kühle verträgt ein heftig juckender und brennender Nesselausschlag, der *nach Genuß* bestimmter *Nahrungsmittel* auftritt. Er spricht gut an auf

Urtica urens D2

1 Gabe stündlich anfangs, später weniger nehmend bis zu 3 × 1 Gabe täglich. Falls Sie unter solchen Allergien leiden, werden Sie diese Arzneien lieben lernen, denn Sie heilen nicht nur die augenblickliche Erscheinung, sondern auch Ihre Anlage dazu.

NOTIZEN:

43. Neugeborenes

a) Wenn der Geburtsverlauf recht beschwerlich ist, leidet auch Ihr Kind darunter, unter mangelnder Sauerstoffzufuhr. Gleich nach der Geburt schaut es dann eher *bläulich* als rosig aus. Lassen Sie umgehend

Cuprum D200

1 Gabe einmalig geben. Damit werden spätere Geburtsschäden vermieden.

b) Sind Ihre Geburtshelfer jedoch zufrieden, dann beginnen Sie die kurative, *vorbeugende Behandlung* Ihres Kindes mit

Calcium carbonicum D200

1 Gabe einmalig innerhalb der ersten Lebenswoche.

c) Darauf folgt in monatlichen Abständen je 1 Gabe

Sulfur D200
Tuberculinum D200
Calcium phosphoricum D200
Medorrhinum D200
Lesinum D200

Lassen Sie sich diese *Hochpotenzen* von Ihrem Arzt herrichten und plazieren Sie sie sichtbar an einem nicht zu übersehenden Ort. Diese Kur beeinflußt günstig störende Faktoren der Vererbung, der Anlage und der Verfassung des Kindes. Erfahrungsgemäß sind solcherart in der Schwangerschaft und als Neugeborenes behandelte Kinder viel kräftiger und widerstandsfähiger als unbehandelte ältere Geschwister.

NOTIZEN:

44. Niere

Die Niere ist ein wichtiges Ausscheidungsorgan wie die Leber, Galle, der Darm und die Gebärmutter. Ihre Erkrankung umfaßt und beeinträchtigt den Menschen immer als ganze Person. Es ist auch ein bestimmter Mensch, der leicht an der Niere erkrankt, eher leistungsschwach und erkältlich. Er braucht seinen Arzt, um die Neigung zur Erkrankung zu verhindern. Aufgrund der Neigung erklärt sich die Nierenentzündung als Folge von Auslösungen wie Unterkühlung, Durchnässung, Zugluft, Wind, Sturm, Gewitter, aber auch Angst, Ärger und Aufregung. Das Bakterium ist dabei nur ein Indiz als Begleiter der Entzündung. Entscheidend in der Homöopathie sind immer die Auslösungen, die Umstände und die Empfindungen.

a) Die *akute Nierenentzündung* beginnt *plötzlich*, unerwartet. Der Erkrankte erschrickt durch *helles Blut* beim Harnlassen, durch plötzlichen *trockenen* Fieberanstieg, durch seine plötzliche Unruhe und *Todesangst*. Er bewegt sich auf und ab oder wirft sich im Bett umher und verlangt, seinen Durst zu stillen.

Aconitum D30

1 Gabe einmalig, wie so oft, beruhigt den Erkrankten und die Entzündung. Rechtzeitig genommen, regelt diese wertvolle Arznei jede akut beginnende Störung.

b) Der *rundliche* Mensch, der leicht *schwitzt* und sich dadurch beim Entblößen leicht unterkühlt, sich trotz Hitze eher ins *warme* Bett kuschelt, braucht

Belladonna D30

1 Gabe einmalig, um das *dampfende Begleitfieber* zu regulieren, den heftigen Druck in der Niere und die Benommenheit im Kopf zu

nehmen.

c) Ganz anders verhält sich jener Mensch, der eigentlich erst beim Urinieren bemerkt, daß dabei Blutbeimengungen abgehen und eigentlich leichtes Fieber besteht. Verwunderlicherweise ist sein *Kopf klar*, so daß er seine Denkarbeit fortsetzen kann und keinerlei Verlangen verspürt, seinen Alltag zu unterbrechen. Er braucht

Ferrum phosphoricum D12

2 × 1 Gabe täglich und wird ziemlich rasch geheilt.

d) Erkranken Sie an *stechenden* Nierenschmerzen mit heftigem Fieber *ohne* Durstgefühl und können nur wenig Urin lassen, der wie *hellrotes* Blut aussieht, dann nehmen Sie

Apis D4

1 Gabe stündlich, bis das Fieber nachläßt und der Harn klar wird.

e) Beim klappernden Schaudern und *Schüttelfrost* vergessen Sie bitte nicht,

Pyrogenium D30

1 Gabe einmalig einzunehmen, um die *drohende Blutvergiftung* zu vermeiden.

f) Bei der *akuten Nierenbeckenentzündung* leidet die *Blase* mit *(siehe dort, Kapitel 8)*, sticht, brennt oder drängt. Nach den Fieberarzneien *(siehe auch Fieber, Kapitel 15)* hat

Coccus cacti D4

3 × 1 Gabe täglich, die beste heilende Wirkung.

g) Die wiederkehrende *chronische Nierenentzündung* bedarf, wie jeder chronisch erkrankte Mensch, ärztlicher Mithilfe. Für die akuten Beschwerden darf ich Ihnen jedoch hilfreiche Arzneien mitgeben. Unterscheiden Sie nach der Empfindung! Ein *heftig drückender* Schmerz spricht auf

Cantharis D6

1 Gabe stündlich, an. Verspüren Sie jedoch nur die Niere als Organ, tiefer im Körper als der Kreuzschmerz, dann nehmen sie die bewährten *„Nierentropfen"*, zu gleichen Teilen gemischt, aus

Berberis D3
Solidago D3

10 Tropfen stündlich, bis zum Nachlassen der Organempfindung.

h) Die *Nierenkolik* tritt irgendwann zum ersten Male auf – wie alles, manchmal mit, manchmal ohne Steine, meist mit. Die Kolik beginnt mit heftigen *krampfenden* Schmerzen im Rücken, der bestürzte Betroffene stützt die Hände ins Kreuz und *beugt sich* erleichtert *zurück.* Die Schmerzen kommen *wellenartig, pulsierend* und nehmen den Atem.

Belladonna D30

1 Gabe einmalig, unterbricht das Geschehen und läßt uns wieder durchatmen.

i) Ein anderer Leidender *krümmt* seinen Körper zusammen und stemmt die Fäuste in den Bauch, nachdem ihn plötzlich *stechende* Schmerzen im Rücken überfielen.

Colocynthis D3

1 Gabe alle 10 Minuten, befreit ihn.

j) Ebenso verhält sich jener, dessen plötzliche Schmerzen in der Nierengegend eher *krampfen* als stechen. Er braucht

Magnesium phosphoricum D4

1 Gabe alle 10 Minuten bis zur Erlösung. Bis dahin *krümmt* er sich im Schmerz. Ist ein *Nierenstein* die Ursache der Kolik, spürt der Betroffene, ob und wie er sich löst. Nehmen Sie ein heißes Sitzbad, strecken oder krümmen sich, und trinken Sie in einem Zug 1,5 Liter Tee, den ein guter Geist für Sie zubereitet. Danach bewegen Sie Ihren Körper treppauf, treppab, bis der Stein geboren wird. Um sicher zu sein, urinieren Sie durch ein Sieb.

k) Bei eher schlanken, *blassen* Menschen mit Nierenschwäche bildet sich gerne *Nierengrieß*, auch schon bei Kindern, fälschlicherweise oft als chronische Nierenentzündung deklariert. Auffallende brennende Schmerzen stellen sich *gegen Ende* des Harnlassens ein, verweilen danach und beruhigen sich erst wieder beim Harnen. Geben Sie

Sarsaparilla D6

3×1 Gabe täglich und nehmen dazu in zeitlichem Abstand voneinander, unsere bereits erwähnten *Nierentropfen* aus *Berberis* und *Solidago*, 3×10 Tropfen täglich, bis nicht nur der Nierengrieß, sondern auch Ihre Neigung dazu ausgeheilt sind.

l) Nach dem akuten Geschehen, wenn wieder schmerzfreie Ruhe herrscht, suchen Sie einen urologischen Facharzt auf. Stellt er noch *Steine* fest, dann nehmen Sie

Calculi renalis D10

1 Gabe täglich, und beginnen Sie eine *Nierenstein-Kur* mit zwei Arzneien. Zuerst

Rubia D1

3 × 10 Tropfen täglich, 6 Wochen lang. Falls danach noch Steine nachweisbar sind, setzen Sie die Stein-Kur mit

Herniaria D1

3 × 10 Tropfen täglich, weitere 6 Wochen fort und lassen den Urologen nochmals prüfen. Verspüren Sie während dieser Stein-Kur die Niere als Organ in der Tiefe des Rückens, ein Gefühl, so, als säße dort ein Ball, dann nehmen Sie zwischendurch unsere bewährten *„Nierentropfen"* zu gleichen Teilen aus

Berberis D3
Solidago D3

10 Tropfen stündlich, und trinken immer wieder zur Nierenspülung das natriumarme und natürliche Heilwasser

„Dr. Pohlmann's Königsteiner Haderheck-Quellwasser".

Bei Nierenleiden darf es ärztlich verordnet und rezeptiert werden.

Vergessen Sie bei so vielen guten Hinweisen nicht, daß die Anlage zu Nierensteinen von Ihrem homöopathischen Arzt behandelt werden sollte.

NOTIZEN:

45. Oberbauchsyndrom

a) Folge von zu *fettem* Essen, Völle, hängender Magen, alles *gärt* gleich nach dem Essen, der Oberbauch quillt sichtbar hervor und *drückt* beengend *aufs Herz*, die Verdauung stockt.

Carbo vegetabilis D30

1 Gabe einmalig, löst die Blähungen und den Hinterkopfdruck.

b) Der eher *rüpelhafte Genießer*, der selbst beim gemeinsamen Abendessen keine Freude aufbringen kann, eher mürrisch alles Erreichbare in sich hineinfrißt, danach *rülpst* wie ein Vulkan und furzt, braucht

Antimonium crudum D30

1 Gabe einmalig. Vielleicht beeinflußt diese Arznei seine Manieren günstig?!

c) Wenn er obendrein jeden Morgen mit der Zahnbürste *seine Zunge schrubbt*, weil sie so *dick-weiß* belegt ist, dann verabreichen sie ihm

Antimonium crudum D200

1 Gabe monatlich, bis er freundlich wird und die Zahnbürste nicht mehr entfremdet.

d) Wenn Sie eine *liebenswerte, schüchterne*, Freundlichkeit heischende Person sind, meist weiblich, aber auch männlich, zuviel von Vorspeisen und Hauptgängen durcheinander essen und danach einem Berg von *Eis* mit Sahne nicht widerstehen können, nehmen Sie

Pulsatilla D30

1 Gabe einmalig vorher schon, wenn Sie Ihre Schwäche selbstkritisch voraussehen, und einmalig nachher. Sie verhindert Blähbauch, schweren Klotz im Magen, Aufstoßen und Sodbrennen – außer dem nächtlichen *Selbstjammern* über begangene Diätfehler.

e) Der eher beklagenswerte, *nervös-hektische*, hypochondrisch-unsichere Gast oder Gastgeber sitzt bereits eine halbe Stunde *früher* im Restaurant, plagt den Ober mit Nachfragen und sich mit der Tischordnung. Ihm sind das Jacket zu eng und die Extremitäten zu lang. Die Zeit vergeht ihm zu langsam. Dann schlürft er sein Essen, verlangt nach süßen Desserts bis sein Oberbauch *platzt*, stößt auf, gähnt und legt beruhigend die Hand *zwischen* seinen nervösen *Magen und Gürtel* oder auf sein zerspringendes Herz. Falls Sie es sind, nehmen Sie

Argentum nitricum D30

1 Gabe einmalig vorher, wenn Sie es kommen sehen und einmal nachher, wenn Sie es wieder mal vergessen haben. Stellen Sie die Flasche in den Flur Ihrer Wohnung, dann *stolpern* Sie drüber, wenn Sie nach Hause kommen. Wenn Sie beim Stolpern dann noch Hoppla sagen, werden Sie Ihre Arznei sicherlich nicht vergessen. Sie rettet Ihren nächsten hektischen Tag!

NOTIZEN:

46. Ohnmacht

Die Ohnmacht oder der Kollaps ist immer ein dramatisches Geschehen, wobei Sie rasch reagieren müssen. Deshalb ist es anzuraten, die folgenden Arzneien gut zu kennen. Als erstes legen Sie den Ohnmächtigen flach auf den Rücken, um Verletzungen zu vermeiden und heben seine beiden Beine möglichst hoch, um die Blutzufuhr zum Gehirn zu gewährleisten. Dasselbe machen Sie mit sich selbst beim leichtesten Vergehensgefühl, falls Sie betroffen sind und noch Zeit dazu haben. Am häufigsten ereilt die Ohnmacht Menschen mit schwachem Herzen, schwachem Kreislauf bei den verschiedensten Grunderkrankungen, aber auch als Folge von Auslösungen verschiedenster Art wie Erschöpfung, Überanstrengung, Vergiftung, Hitze, Schwüle, usw. Schwindel jeden Grades, Flimmern und Schwarzwerden vor den Augen, das Gefühl, als sacke alles ab, als gehe man wie auf Watte und Wolken, sind übliche, aber nicht notwendige Begleitempfindungen.

a) In erster Linie sollten Sie

Camphora D1

1 bis 2 Tropfen einmalig mit sich führen. Es trifft vielleicht nicht den Nagel auf den Kopf, aber im *Notfall* verläßt es Sie nie. Sie können zusehen, wie der Ohnmächtige in kürzester Zeit seine Gesichtsmuskeln verzieht und zum Bewußtsein seiner Umwelt zurückkehrt. Außerdem dient es im Winter durch seine *kreislaufanregende* Wirkung zur *Erkältungsvorbeugung* bei entsprechender Empfindlichkeit *(siehe Kapitel 14).*

b) Menschen mit *niedrigem* Blutdruck leiden häufig unter Schwindel beim Bücken, Aufrichten und Umdrehen und unter ohnmachtsartigen Zuständen in Folge von Schreck, Ärger, Aufregung, Furcht, Zorn, bei Infektionserkrankungen und länger dauernden Durchfällen. Die Augen sind *eingefallen*, das blaß-bläuliche Gesicht ist mit kaltem

Schweiß bedeckt. Die geschäftige Unruhe lindert sich durch Auf- und Abgehen und vorübergehend durch Essen und kaltes Trinken. Der Ohnmächtige selbst *friert* bis in die Tiefe seiner Seele, *verweigert* jedoch jegliches *warme* Einhüllen.

Veratrum D30

1 Gabe einmalig und bedarfsweise wiederholend, wird schon bei den ersten Anzeichen hilfreich sein.

c) Eine andere Art von Kreislaufgeschehen beginnt mit Ohrensausen und Schweiß an Händen und Füßen. Das ganze Gesicht ist eingefallen, *blaß-bläulich, wächsern*, der Kopf ist schwer wie Blei. Der Ohnmächtige friert, verträgt warmes Einhüllen, aber keinen überheizten Raum, keine Schwüle und möchte *kühle Luft zugefächelt* bekommen. *Er hört alles* und *reagiert auf nichts*! Ein wichtiger Merkspruch für die Umstehenden. Wie oft sprechen wir Unüberlegtes am Bett eines Sterbenden. Wie entsetzlich muß es für ihn sein, alles zu hören und nicht reagieren zu können. Geben Sie

Carbo vegetabilis D30

1 Gabe einmalig und wiederholen Sie sie bedarfsweise. Bei solcher Störung liegen meist Stoffwechselerkrankungen zugrunde mit Oberbauchbeschwerden *(siehe Oberbauchsyndrom, Kapitel 45)*. Auch herz- und asthmakranke Menschen sollten diese Arznei mit sich führen.

d) Eine Steigerung dieser Erscheinungen, jedoch mit *krampfartiger Übelkeit* im Oberbauch *(siehe Kater, Kapitel 30)*, kaltem, *klebrigem* Schweiß über dem ganzen Körper, mit blaßem Gesicht und *blauer kalter* Nasenspitze, verlangt nach

Tabacum D30

1 Gabe einmalig. Diabetiker sollten diese Arznei immer bei sich führen.

e) Eine weitere Steigerung der Erscheinungen, jedoch mit Übelkeit zum Sterben, mit *Totenelendigkeit*, den Tod ins leichenblasse Gesicht geschrieben, mit heftiger Unruhe, hektischer *Angst*, verlangt nach

Arsenicum album D30

1 Gabe einmalig. Wärme in jeder Weise bei geschlossenem Fenster beruhigt den innerlichen, zittrigen Frost des Ohnmächtigen und Vergehenden. Erinnern Sie sich der Nahrungsmittelvergiftung *(siehe Durchfall, Kapitel 12)*.

f) Eigenartig aber nicht ungewöhnlich ist die Ohnmächtigkeit beim Anblick und beim Hören von *fließendem Wasser*, sei es der Wasserhahn, der Fluß, der See. Sie tritt ebenso akut auf als Folge von erlittenem Unrecht, erlittenem Mißtrauen, Aufregung und Liebesenttäuschung und in der Folge von Verletzungen (Unfall, Operation) und Vergiftungen (Narkose, Arzneimittel-, Drogenmißbrauch unserer Jugendlichen). Der Ohnmächtige ist heftig *erregt*, weist zunächst Hilfe und Arznei zurück, murmelt vor sich hin, zuckt am ganzen Körper, macht mit seinen Händen eigenartige Bewegungen in der Luft, als wolle er *Flocken lesen*. Stuhl und Harn gehen *unwillkürlich* ab. Das Gesicht ist erschreckend *blaß*.

Hyoscyamus D30

1 Gabe einmalig wird helfen. Wie oft habe ich auf der unfallchirurgischen Abteilung solche Zustände bei Kopfbrüchen nach Verkehrsunfall erlebt, wobei die noch Bewußtlosen an Armen und Beinen angeschnallt werden mußten, weil sie, infolge der heftigen Hirnerregung, aus dem Bett *fliehen* wollten. Wenn Sie diesen Zustand je bei Ihren Nächsten erleben müssen, dann geben Sie gleich

Hyoscyamus D200

1 Gabe einmalig.

g) Alle Ohnmächtigen haben gewöhnlich eine auffallend blasse, leicht bläuliche Gesichtsfarbe. Es gibt aber einen Zustand von Bewußtlosigkeit mit *dunkelroter* Gesichtsfarbe. Merken Sie sich diesen auffallenden Unterschied und geben Sie

Opium D200

1 Gabe einmalig, die Sie nach zehn Minuten wiederholen, falls die Sinne nicht zurückkehren. Meist liegt eine Auslösung zugrunde wie Folge von heftigem *Schreck* oder *Schock*.

h) Das dramatischste, gefährlichste Geschehen ist die plötzliche, anfallsartig und *schlagartig* einsetzende, lebensbedrohliche Ohnmacht mit Herz- und Kreislauflähmung bei herzkranken, lungenkranken und stoffwechselkranken Menschen, bei Embolie, Tetanie, Epilepsie, Schlaganfall, Diabetes, usw. und als Folge von Hitze und Sonnenbestrahlung (Sonnenstich), wie ich sie einmal bei einem schweren Herzasthma-Erkrankten erleben mußte. Der Vergehende bricht mit einem *lauten Aufschrei* zusammen, zuckt und krampft, die Haut ist *blaß-blau* und *eiskalt*. Stuhl und Harn gehen *unfreiwillig* ab. Geben Sie rasch

Acidum hydrocyanicum D4

1 Gabe alle 10 Minuten bis der Bewußtlose seine Lebensfunktionen wieder aufnimmt.

Mit diesen Arzneien haben Sie eine Chance, dort bereits hilfreich einzugreifen, wo Sie auf die Hilfe des „Systems“ warten, auf den Notfallarzt, den Notfallwagen oder auf das Schwinden der therapeutischen Ohnmacht unseres Gesundheitssystems.

NOTIZEN:

47. Ohrenschmerzen

a) Der Beginn der Ohrenentzündung, die wir vor allem bei unseren Kindern *plötzlich* auftretend erleben, ist äußerst schmerzhaft, *pulsierend* und hitzig. Die ganze Ohrgegend ist berührungsempfindlich, besonders der Tragus, das kleine vordere Ohrläppchen. Meist wird ein *warmer* Umschlag verlangt oder *wärmende* Ohrentropfen. Behandeln Sie rasch diesen Beginn mit

Belladonna D30

1 Gabe einmalig und warten Sie bis zum nächsten Tag.

b) Sollten dann noch Schmerzen bestehen, was Sie am besten prüfen, indem Sie auf den Tragus gegen das Ohr drücken, dann lassen Sie

Ferrum phosphoricum D12

2 × 1 Gabe täglich bis zur Schmerzfreiheit folgen.

c) Nach dieser akuten Entzündung bildet sich oft ein *Sekret*, das am äußeren Gehörgang sichtbar wird. Der Facharzt wird Ihnen bestätigen, was Sie ohnehin schon wissen, daß es sich um eine Mittelohrentzündung handelt. Konsultieren Sie gleich Ihren homöopathischen Arzt. Hier jedoch zwei der bewährtesten Arzneien bei verschiedenem Ohrsekret. Der *milde*, gelb-grüne, *geruchlose* Ausfluß verlangt nach

Pulsatilla D4

3 × 1 Gabe täglich. Der *wundmachende*, gelb-zähe, *stinkende* Ausfluß verlangt nach

Acidum nitricum D6

3 × 1 Gabe täglich.

NOTIZEN:

48. Operation

Jede Operation birgt einen Segen: die chirurgische Heilung und einen Fluch: Narkose, Blutung und Schnitt. Dem Fluch beugt die Homöopathie vor.

a) Am Morgen des Operationstages nehmen Sie

Arnica D200

1 Gabe einmalig. Sie beugt der *Blutung* und den *Verletzungsschmerzen* vor.

b) Nach der Operation lassen Sie sich

Nux vomica D30

1 Gabe einmalig geben, da Sie selbst noch nicht dazu fähig sind. Sie beugt den Folgen der *Narkosevergiftung* vor.

c) Wenn Sie dann wieder bei Sinnen sind, beginnen Sie mit

Staphisagria D3

3 × 1 Gabe täglich, für die glatte Heilung der *Schnittwunde*. Sie werden erleben, daß der Chirurg Ihnen versichert, wie wenig sie bluteten, wie rasch Sie aus der Narkose erwachten, wie erstaunlich wenig Beschwerden Sie klagten, wie rasch und sauber Ihre Wunde heilte.

d) Sind Sie mit diesen Arzneien nicht vorbereitet, kann es zu sogenannten postoperativen *Komplikationen* kommen wie *Darmverschlingung* (Ileus) und Harnverhaltung. Beide sind zwar klinisch, aber homöopathisch eleganter, beherrschbar. Bei der *Darmverschlingung* mit Totenstille im Bauch, wo nichts vor- noch rückwärts geht, mit ohnmächtigen, krampfartigen Schmerzen, lassen Sie sich

Opium D 200

1 Gabe einmalig geben. Ich habe in der Klinik erleben dürfen, wie sich die regelrechten Funktionen des Darmes innerhalb einer halben Stunde wieder einstellten, wie der Patient wieder aufrecht im Bett saß und Zeitung las.

e) Die *Harnverhaltung* ist ebenso leicht und rasch mit

Causticum D 200

1 Gabe einmalig zu lösen und die Blasenentleerung nimmt ihren vorgeschriebenen Weg, ohne lästiges Punktieren oder Katheterisieren.

NOTIZEN:

49. Periode

Die monatliche Reinigung des Volksmundes ist der beste Freund der Frau. Sie ist ein natürliches, schmerzloses eher erfreuliches Geschehen, wenn eine Frau sich als weibliches Wesen anerkennt. Jegliche Beschwerden weisen schon aus diesem Grunde auf eine tiefgreifende Störung der Person hin und bedürfen des ärztlichen Rates.

a) Im folgenden seien Arzneihilfen angeboten, zunächst um die oft entsetzlichen *Krümmschmerzen* zu lindern. Probieren Sie zwei bewährte Krampfarzneien, die im Wechsel eingenommen werden, wenn *warme* Umschläge auf dem Unterbauch lindern.

Magnesium phosphoricum D4
Colocynthis D3

je 1 Gabe im Wechsel alle 10 Minuten. Spüren Sie nach einer Stunde keine Erleichterung, dann sprechen Sie auf die beiden Arzneien nicht an.

b) Falls Sie keine Linderung verspüren, lassen Sie gleich

Ignatia D12

1 Gabe alle 10 Minuten folgen, gleichermaßen nicht länger als eine Stunde. Der Krampf sitzt wie ein *Pflock* im Unterleib, steigert sich *allmählich*, verschwindet *plötzlich*, um dann in *periodischem* Rhythmus wiederzukehren. Wenn Sie beim Ansehen leicht erröten, gerne allein gelassen werden möchten, dort brütend vor sich hinseufzen, weil Sie keiner versteht und eher voll *kapriziöser* gereizter *Widersprüche* sind, dann wird diese Arznei ebenso zu Ihrem besten Freund.

c) Die bisher erwähnten Krämpfe werden nur im Unterleib verspürt. Strahlen Sie jedoch bis *in die Oberschenkel* aus, ins Kreuz und in den ganzen Bauch, dann nehmen Sie

Chamomilla D30

1 Gabe einmalig und wiederholen Sie diese Gabe, wenn wieder Krämpfe auftreten. Diese Arznei spricht besonders gut an, wenn Sie ein eher *hitziger* Mensch sind mit Verlangen nach *Kühle*, auch auf dem Unterleib, und in Ihrer nervösen Gereiztheit eigentlich nicht recht wissen, wonach Sie verlangen.

d) Alle bisherigen Krämpfe lindern sich durch Krümmen des Leibes und Anziehen der Beine. Sollten Sie jedoch das Verlangen haben, sich mit den Händen ins Kreuz gestützt, *zurückzubeugen* oder sich flach ausstreckend ins *warme* Bett zu legen, dann hilft Ihnen sicher

Belladonna D30

1 Gabe einmalig. Auch diese Gabe kann bedarfsweise wiederholt werden.

e) Eine weitere Plage ist die Heftigkeit der *Blutung*, die verständlicherweise auch eine Störung in einer tieferen Schicht der Frau ausdrückt, so daß ich in diesem Rahmen wiederum nur erste Arzneihilfen anbieten kann. Bei der verlängerten, zu *starken* Periodenblutung haben sich zwei Arzneien bewährt, die mindestens über drei Perioden hinweg eingenommen werden.

Calcium carbonicum D6

1 Gabe morgens täglich und

Kalium carbonicum D6

1 Gabe abends täglich. Die beiden Arzneien sind besonders wertvoll, wenn Sie von eher liebenswürdiger, rundlicher äußerer Erscheinung sind.

f) Ist die Blutung sehr stark und eher von *hellroter* Farbe, so nehmen Sie währenddessen zusätzlich

Millefolium D4

1 Gabe stündlich.

g) Ist die Blutung sehr stark und eher von *dunkelroter* Farbe, so nehmen Sie zusätzlich

Hamamelis D4

1 Gabe stündlich. Diese letzteren Arzneien sind gleichzeitig sehr bewährte Hilfen bei Blutung jeglicher Art und Quelle, wenn Sie die entsprechende Farbpalette unterscheidend in Betracht ziehen.

h) Auch für die plagende *Zwischenblutung* gibt es eine erfolgsversprechende Arznei

Bovista D6

1 Gabe 2stündlich, die ich selbst bei zu starker *dunkelroter*, eher *passiver* Periodenblutung erfolgreich verordne.

i) Mädchen und junge Frauen warten oft *vergebens* auf ihre Periode. Das Ausbleiben ist häufig die Folge von seelisch begründeten Auslösungen wie Kummer *(Ignatia D30)*, Schreck *(Aconit D30, Ignatia D30, Opium D200)*, Tadel *(Ignatia D30)* usw., aber auch Unterkühlung *(Aconit D30, Rhus tox D30)* usw. Erkennen Sie kein offenbar vorausgegangenes Geschehen, dann nehmen Sie unbeirrt

Senecio D4

3 × 1 Gabe täglich, bis die Periode wieder erscheint.

NOTIZEN:

50. Prostata

Die allgemein verbreitete Prostatavergrößerung (Adenom) ist nicht nur ein Leiden alter Männer, auch die jüngeren sind betroffen, nachdem häufig eine chronische unbemerkte Prostataentzündung vorausgeht oder die Vergrößerung begleitet. Länger als gewohnt wartet man auf die Harnentleerung trotz Drang, der Strahl wird schwächer, unterbricht gelegentlich und Urin tröpfelt nach.

a) Alte und junge Männer sprechen zunächst gut auf eine Kur mit

Sabal D1

3 × 5 Tropfen täglich an, die 6 Wochen lang durchgeführt werden sollte, während Sie für die chronische Entzündung Ihren Arzt zu Rate ziehen.

b) Nach der Initialkur verfolgen Sie die Behandlung mit

Ferrum picrinicum D4

3 × 1 Gabe täglich, wieder über 6 Wochen lang.

c) Die dritte Arznei heilt vor allem jene Prostatiker, die sich trotz ihres hohen Alters ihrer Geilheit nicht verwehren können. Jeder Rock erregt sie wie ein Schulknabe. Auch wenn Sie weniger geil sind und Ihr Arzt eine eher *hart-knotige* Prostata tastet, nehmen Sie

Conium D4

3 × 1 Gabe täglich, weitere 6 Wochen lang.

d) Wenn nach dieser Kur der Harnstrahl noch nicht wieder kräftig rinnt, sondern eher rinselt, dann lassen Sie

Populus D3

3 × 1 Gabe täglich folgen, abermals 6 Wochen lang. Hier *brennt* gelegentlich die Harnröhre gegen Ende des Harnlassens.

e) Übrigens, die Homöopathie hat auch eine Arznei für *geile junge* Männer, die unter Prostatabeschwerden leiden und infolge ihrer Geilheit im Alltag *erschöpft* sind.

Selenium D12

2 × 1 Gabe täglich wird manches verkleinern.

NOTIZEN:

51. Reise-Apotheke

Hierunter finden Sie eine Zusammenstellung von Arzneien aus verschiedenen Kapiteln dieses Buches. Die dazugehörige *„Homöopathische Reise-Apotheke"* nach Dr. *Enders* ist als praktisches Lederetui auf dem Markt* erhältlich. Damit Sie die Arznei-Fläschchen rasch auffinden, sind sie mit dem Namen der Arznei haltbar bedruckt. Zusätzlich finden Sie zwei leere Arzneibehälter als Reserve für den Fall des Verlustes bzw. zur persönlichen Ergänzung Ihrer Arzneien.

Acidum fluoricum D6 — 3 × 1 Gabe täglich
Sonnenallergie mit Friesel, Jucken an unbedeckten Körperteilen; Fußpilz mit Bläschen und Blasen in Sommerhitze.

Aconitum D30 — 1 Gabe einmalig
Erste Arznei bei allen Formen von Entzündung, Erkältung, Fieber; Angst, Ärger, Aufregung; Wetterwechsel; Herzanfall; alle Störungen, die plötzlich, stürmisch auftreten; Kühle lindert.

Aloe D6 — 1 Gabe 2stündlich
Explosionsartige Durchfälle nach Kostumstellung; Völle; Blähungen kollern im Bauch; Stuhl mit Windabgang; vermeintlicher Windabgang mit Stuhl; brennender After; traubenförmige Hämorrhoiden.

Antimonium crudum D200 — 1 Gabe einmalig
Folge von Überessen, von Kaltbaden bei sonniger Hitze; Erkältung, Magen, Durchfall, Fieber.

Apis D30 — 1 Gabe einmalig
Sonnenstich; Fieber ohne Durst; Entzündung mit stechenden Schmerzen; Insektenstich; Kühle lindert.

* Versandhandel Matthias Kiebel, Frommannstr. 16, 8500 Nürnberg, Tel. (0911) 399316

Arnica D30 1 Gabe einmalig

Erste Arznei bei allen Formen von Verletzung; Folge von Überanstrengung, Überheben; Muskelkater; vor Zahnziehen und Operation; Gichtanfall mit Linderung durch Kälte.

Arsenicum album D30 1 Gabe einmalig

Sonnenbrand ohne Durst; Fließschnupfen in frischer Luft; Verdauungsstörung und Ohnmacht mit Sterbensübelkeit, Leichenblässe, kaltem Schweiß; Folge von Nahrungsmittelvergiftung mit Brechdurchfall; Wärmeverlangen am Körper, aber nicht am Kopf.

Belladonna D30 1 Gabe einmalig

Zweite Arznei bei allen Formen von Entzündung, Erkältung, Fieber mit Wärmeverlangen; Kolik, Krampf mit Linderung zum Rückbeugen, Strecken des Körpers; Sonnenbrand mit Wärmebedürfnis; Folge von Hitze und Schwüle; Gichtanfall mit Linderung durch Wärme.

Bellis D3 3 × 1 Gabe täglich

Schürfwunden; nach Arnica einnehmen.

Cactus D3 1 Gabe alle 10 Minuten

Herzenge, Herzkrampf; nach Aconitum einnehmen.

Cantharis D200 1 Gabe einmalig

Sonnenallergie, Sonnenbrand mit kleinen Bläschen; blasige Verbrennung; akute Blasenentzündung mit Brennen.

Carbo vegetabilis D30 1 Gabe einmalig

Folge von Überessen mit Völle, Herzdruck; Ohnmacht ohne Übelkeit; Katerkopf mit gärender Verdauungsstörung.

Cepa D3 1 Gabe 1–2stündlich

Akuter Fließschnupfen drinnen, im warmen Zimmer.

Chamomilla D30 1 Gabe einmalig

Hitziges Fieber mit Kälteverlangen; Schlafstörung unleidlicher Kinder; Zahn- und Zahnungsschmerz.

Cocculus D12 1 Gabe stündlich
Erste Arznei bei Reisekrankheit; Schwindel beim Fahren, nach Übernächtigung, Überarbeitung, Kater.

Eupatorium D200 1 Gabe einmalig
Rheumatische Grippe mit Fieber, Zerschlagenheit in Muskeln, Gelenken und Knochen.

Ferrum phosphoricum D12 2 × 1 Gabe täglich
Fieber mit allgemeinem Wohlbefinden, klarem Kopf; Mittelohrentzündung der Kinder; Durchfall bei heißem Wetter.

Hepar sulfuris D12 2 × 1 Gabe täglich
Entzündung, Abszeß, Eiterung mit gelben Stippchen; reifer, gelb-grüner Katarrh der Nase und Bronchien.

Kalium chloratum D4 3 × 1 Gabe täglich
Bewährte Schnupfenarznei, Kopf „wie zu“, Ohren wie zugefallen, Nase wund.

Lachesis D12 2 × 1 Gabe täglich
Septisches Fieber; dunkelrote Entzündung bei Wunden, Venen, Abszeß, linke Mandel.

Ledum D3 1 Gabe 1–2stündlich
Insektenstiche, falls Apis nicht wirkt; Stichwunden.

Mercurius solubilis D12 2 × 1 Gabe täglich
Gelb-grünliche vereiterte stinkende Wunden und Beläge.

Nux vomica D30 1 Gabe einmalig
Folge von Durcheinander in Nahrung, Getränken, Arbeit, Ärger; Kater; vor und nach Gelagen einnehmen.

Okoubaka D2 3 × 1 Gabe täglich
Leichte Verdauungsstörungen bei Klima- und Kostumstellung in südlichen Ländern, auch vorbeugend.

Petroleum D200 1 Gabe einmalig
Reisekrankheit mit Übelkeit, Erbrechen; vor Reiseantritt.

Pyrogenium D30 1 Gabe einmalig
Halsschmerzen im Beginn; Schüttelfrost bei Fieber.

Rhus tox D30 1 Gabe einmalig
Folge von Überanstrengung, Unterkühlung, Durchnässung; Erkältung, Kreuzschmerz mit Zerschlagenheitsgefühl, schlimmer nachts, in Ruhe, Bewegung lindert.

Staphisagria D12 1 Gabe morgens
Vorbeugung von Schnakenstichen.

Tabacum D30 1 Gabe einmalig
Reisekrankheit, Schiffsreisen, Ohnmacht mit Übelkeit.

Zincum D12 1 Gabe einmalig
Nackensteifigkeit beim Autofahren, bei langem Sitzen auf Reisen; auch vorbeugend; oder als Folge von geistiger Überarbeitung.

NOTIZEN:

52. Reisekrankheit

a) Jedem von uns war es beim Autofahren schon mal *schwindelig*, ganz besonders bei *Übermüdung*. Bei reiseempfindlichen Menschen kann sich auch Übelkeit und Erbrechen hinzugesellen, wobei das Erbrochene wie *in einem Schwall* hervorbricht. Dies ist bedingt durch Bewegungsreiz des Gleichgewichtsorgans im Innenohr. Wenn Ihnen dieser Umstand bekannt ist, dann nehmen Sie schon 1 bis 2 Stunden vor Antritt der Reise

Cocculus D12

1 Gabe stündlich bis zweistündlich, je nach Vehemenz der Erscheinungen auch während der Reise. Sie werden sich Ihres Wohlbefindens erfreuen. Wenn nicht, dann unterscheiden Sie weiter.

b) Unsere Autos und autobelebten Straßen stinken nach Benzin (englisch: *petrol*), und manche private oder beruflich gezwungene Kilometersammler sind überempfindlich gegen Tankstellen und Benzingeruch. Es wird ihnen kotzübel, auch mit Erbrechen, wobei das Erbrochene, im Gegensatz zu *Cocculus*, eher aus dem Magen *hervorgewürgt* wird. Ist es Ihnen geläufig, so nehmen Sie schon eine Stunde vor Reiseantritt

Petroleum D200

1 Gabe einmalig. Eine Gabenwiederholung ist in der Regel nicht mehr nötig.

c) Bei Reisen mit heftiger Bewegung, wie gelegentlich mit *Schiff* und *Flugzeug*, ist die Übelkeit und das Erbrechen oft *krampfhaft*. Das Gefühl dabei ist wie beim Genuß unserer ersten Zigarette im blühenden Alter von 9 Jahren, falls Sie sich erinnern. Hier ist

Tabacum D30

1 Gabe einmalig mit bedarfsweiser Wiederholung, sehr hilfreich, ebenso wie beim Zustand vorerwähnter Nikotinvergiftung. Erstaunlicherweise sind solche Menschen häufig Nichtraucher und deren fanatische Apostel.

d) Ist Ihnen *sterbenselend* mit Schwindel, Vergehen, Erbrechen und gar Durchfall, als hätten Sie hundert frische Austern auf einmal gegessen, dann hilft nur noch

Arsenicum album D30

1 Gabe öfters, um Sie vor dem nächsten Hospital in der Fremde zu retten *(siehe Ohnmacht, Kapitel 46).*

e) Einen *gemütsmäßigen* Zustand von Reiseerkrankung beobachten wir eher bei unseren Kindern und bei den gegebenenfalls leicht verkalkten Omas und Opas. So gerne sie reisen, so rasch sind sie beim Fahren nervös, gereizt, *aufgeregt* über den chauffierenden Papa oder Schwiegersohn schimpfend, unleidlich, mürrisch, drohend, ununterbrochen *geschwätzig*. Nach langem Anfragen, das sie nicht mögen, erfahren Sie eventuell, daß ihnen übel ist. Tröstenden Zuspruch und dargereichte Arznei weisen sie ab, wollen nur in Ruhe vor sich hindösen. Wenn Sie's kennen, geben Sie allen vorher

Hyoscyamus D30

und Ihre sonst höllische Reise wird ein harmonisches Fahrerlebnis.

NOTIZEN:

53. Rippenneuralgie

So bezeichnet wird ein Nervenschmerz entlang der Rippen mit ziehendem, stechendem und/oder bohrendem Charakter. Die Haut im Verlauf der Nerven (Rücken bis Brustbein) ist höchst berührungsempfindlich.

a) Zugluft, Wind, Sturm, Wetterwechsel können diesen Schmerz auslösen. Wie so oft steht auch dabei

Aconitum D30

1 Gabe einmalig, an erster Stelle der arzneilichen Behandlung.

b) Ohne offen erkennbare Auslösung des Nervenschmerzes steht Ihnen eine sehr bewährte Arznei zur Verfügung, die Sie zu Anfang der Beschwerden nehmen oder der Einnahme von *Aconit* folgen lassen.

Ranunculus bulbosus D4

3 × 1 Gabe täglich, bis zur Heilung.

NOTIZEN:

54. Säugling

Trotz guter homöopathischer Vorbehandlung wird auch Ihr Kind die sogenannte exsudative Phase seines Daseins durchlaufen müssen, die Phase der Ausscheidungen über Haut und Schleimhäute in Form von Schnupfen, Husten und Wundsein am „Südpol" (Windelgegend).

a) Den typischen *Säuglingsschnupfen* mit *weißlich-zähem* Sekret behandeln Sie mit

Sambucus D4

3 × 1 Gabe täglich. Es können sich auch Husten und Fieber hinzugesellen. Das Geschehen schaut wie eine Erkältung aus.

b) Bei länger dauernder Erkältung kann das Sekret eine *gelb-zähe* Beschaffenheit annehmen. Dann verlassen Sie *Sambucus* und folgen Sie mit

Hydrastis D4

3 × 1 Gabe täglich. Die Nasenlöcher sind rot, *wund* und brennend.

c) Bei der von Kinderärzten benannten *Windeldermitis*, dem Wundsein der Säuglinge, geben Sie einfach eine Gabe der *Erbnosode*

Medorrhinum D200

einmalig, falls diese Hochpotenz nicht ohnehin in monatlichem Rhythmus fällig ist. Dabei verschieben Sie die monatlichen Gaben für das *Neugeborene (siehe Kapitel 43)* um jeweils die entsprechende Zeit.

Von lebendiger Bedeutung sind die funktionellen Störungen unserer Säuglinge seitens des Magen-Darm-Traktes. Sie beginnen gewöhnlich ab der zweiten Lebenswoche und äußern sich in Erbrechen, Durchfall und

Verstopfung. Erst beginnen sie zu erbrechen, zunächst in kleinen Mengen und nicht nach jeder Mahlzeit, später, sich allmählich steigernd, häufiger nach jeder Nahrungsaufnahme. Klinisch gesehen liegt dieser Störung eine angeborene ererbte *Milchunverträglichkeit* zugrunde, die wir homöopathisch in ihren Erscheinungsformen unterscheiden, um dafür die rechte Arznei zu finden.

d) Eine Art des *Erbrechens* hat explosive Ausprägung, d. h. die Milch wird im Schwall erbrochen und geradezu aus dem Rachen *herausgeschleudert*, kaum daß sie im Magen verweilt. Sofort nach dem Erbrechen wird wieder Hunger geäußert, nach erneutem Milchgenuß wieder erbrochen. Ein Teufelskreis beginnt mit Durchfall, Verstopfung und allmählichem Verfall der Kräfte.

Aethusa D6

3 × 1 Gabe täglich über lange Zeit, wird den Teufelskreis unterbrechen. Wenn Sie jedoch Ihr *Neugeborenes* vorbehandelt haben *(siehe dort, Kapitel 43)*, dann werden die Folgen dieser ererbten Anlage nicht zu dieser Bedrohlichkeit führen.

e) Eine andere Art des Erbrechens hat eher schlaffe Ausprägung. Die Milch wird in kleinen Portionen *aufgeschwulkt* und läuft *geronnen* aus dem Mundwinkel, gelegentlich auch aus der Nase. Diese Kinder werden volksmündlich als *Luftschlucker* bezeichnet, denn beim Trinken ist ein deutliches Glucksen zu hören.

Cuprum D30

1 Gabe einmalig und bedarfsweise Wiederholung der Gabe, wird den drohenden *Pförtnerkrampf* vermeiden, die Trinkfestigkeit herstellen und den begleitenden Schluckauf vermindern.

f) Leidet unser Säugling nach der Nahrungsaufnahme unter regelmäßigem *Schluckauf*, dann wird

Magnesium phosphoricum D4

3 × 1 Gabe täglich, diese lästige Erscheinung beheben.

g) Die Milchunverträglichkeit kann sich auch im Darmtrakt austoben mit Durchfall, Verstopfung, starken Blähkoliken. Die verständlicherweise heftigen Schreiattacken und der aufgetriebene harte *Trommelbauch* veranlassen unsere Mütter den Verdacht auf Verdauungsstörungen zu äußern, auch ohne begleitendes Erbrechen. Bei Verstopfung ist der Stuhlgang hart, trocken und bröckelig. Bei *brustgenährten* Säuglingen gebe ich gerne

Magnesium muriaticum D4

3 × 1 Gabe täglich, und bei jenen die leider *Ersatzmilchprodukte* bekommen, empfehle ich eher

Magnesium carbonicum D4

3 × 1 Gabe täglich. Erfahrungsgemäß tritt der Heilerfolg mit diesen zwei Arzneien in der zweiten bis dritten Behandlungswoche ein.

NOTIZEN:

55. Sonnenallergie

a) Viele Menschen leiden an einem juckenden *Frieselausschlag* an den unbedeckten Stellen des Körpers, sobald sich die erste warme Sonne zeigt.

Acidum fluoricum D6

3 × 1 Gabe täglich hat sich sehr bewährt. Der Ausschlag kann aber auch *blasig* werden und heftig brennen. Gewöhnlich hilft auch hierbei die Flußsäure.

b) Meine Kunstliebhaber-Freundin *Priska*, die sich jahrelang beklagte, daß sie mit *Acidum fluoricum* erfolglos sei, kam eines Nachsommers mit der freudig-hämischen Nachricht aus dem Urlaub zurück, daß ihr

Cantharis D6

3 × 1 Gabe täglich, geholfen habe. In der Tat litt sie an einem Frieselausschlag mit *winzigen Bläschen*. Nun war sie ein besserer Heiler als ich und ist es heute noch; die Erfahrung blieb mir im Gedächtnis haften, und ich versuche, ihr ebenbürtig zu werden.

NOTIZEN:

56. Sonnenbrand

Beim Sonnenbaden ist immer Vorsicht geboten im Hinblick auf Intensität, Winkel, vorhandenen Wind und Hellhäutigkeit. Bei fortdauernder leichter Brise ist die Gefahr der Verbrennung rasch gegeben, weil andere Aspekte unbemerkt bleiben.

Hier verschiedene Stadien des Schönheitsleids der weißen Welt:

a) Rötung wie ein Krebs oder wie eine Tollkirsche, Haut schmerzhaft berührungsempfindlich, Frösteln, *Wärme* lindert.

Belladonna D30

1 Gabe einmalig.

b) Rötung, *Jucken*, Brennen, *heftiger* Durst in *großen* Schlucken und ein Körpergefühl *wie zerschlagen*.

Rhus tox D30

1 Gabe einmalig.

c) Rötung, *heftiges* Brennen, *heftiger* Durst in *kleinen* Schlucken, müde und erschöpft.

Arsenicum album D30

1 Gabe einmalig.

d) Weitere Verbrennungsgrade siehe unter *Verbrennungen im Kapitel 72.* *Blasige* Veränderung, Brennen

Cantharis D200

1 Gabe einmalig.

e) *Verätzte* Haut, Wundschmerz, Verbrennung zweiten Grades

Causticum D200

1 Gabe einmalig.

So wird die Erholung zusehends ein durch Unbedachtsamkeit verursachtes Leid, weshalb unsere Arzneien von *mitmenschlicher Natur* sind.

NOTIZEN:

57. Sonnenstich

a) Bewundernswert für das Schönheitsideal sind jene Menschen, die stundenlang in der Sonne brüten und keine wesentlichen Hautprobleme erleben. Oft trägt sich jedoch danach ein stundenlanges Gefühl der Benommenheit im Kopf. Diese Empfindung entsteht durch eine Schwellung des Gehirns. Nehmen Sie rasch

Apis D200

1 Gabe einmalig und vermeiden Sie weiteres Sonnenaalen. Denn später gesellen sich unangenehmerweise trockenes Fieber ohne Verlangen zu trinken, Übelkeit, Erbrechen, *stechende* Kopfschmerzen und Phantasieren hinzu, was wir als schweren Sonnenstich schon erlebt haben. Gegebenenfalls wiederholen Sie eine Gabe, kühlen Bauch und Oberschenkel mit feuchten Wickeln, beenden den Sonnenurlaub, lesen und schreiben.

b) Wenn Sie jedoch hohes Fieber ereilt mit *dunkelrotem* Gesicht, das später erblaßt, reicht es nicht aus, nur die Sonne zu meiden. Panische Angst ergreift Sie, ein *Erwürgungsgefühl* am Hals, äußerste *Berührungsempfindlichkeit* am ganzen Körper und heftige Unruhe. Ohnmachtsnah fröstelnd werden Sie wahrscheinlich ins nächste Notfall-Krankenhaus eingeliefert, was in fremden Ländern uns eher peinlich erscheint. Falls Ihnen jemand vorher noch

Lachesis D200

1 Gabe einmalig, auf die Zunge legen kann, wird der Verlauf weniger peinlich und vielleicht können Sie danach doch noch lesen und schreiben, während Ihre Haut ihr ursprüngliches Kolorit zurückgewinnt.

c) Beim dramatischsten Geschehen ist der Leidende bereits *ohnmächtig*. Sein Gesicht ist *totenmaskenähnlich* bleich und mit *kaltem*, klebrigem Schweiß bedeckt. Der Mund ist ausgetrocknet und verlangt nach *kleinen Schlucken* kühlen Wassers. *Frost* und unbändige ängstliche *Unruhe* beherrschen das Bild. Geben Sie rasch

Arsenicum album D200

1 Gabe einmalig bis zweimalig nach 15 Minuten und wickeln Sie ihn gut in warme Decken ein, damit er Lebenswärme verspürt und seinen sonnenfreien Urlaub lesend und schreibend beenden kann.

NOTIZEN:

58. Stillzeit

Lesen Sie zuerst unter *Wochenbett im Kapitel 76* nach. Dort lernen Sie bereits, einige Beschwerden zu behandeln, die auch für diese Zeit wichtig sind, nur daß sie erst nach dem Wochenbett auftreten.

a) In der Stillzeit dreht sich das Augenmerk um Brust und Milch. Der Milcheinschuß kann zu viel oder zu wenig sein. Schießt *zu wenig* Milch ein, lassen Sie nicht abstillen, sondern nehmen Sie

Lac caninum D4

3 × 1 Gabe täglich und füttern Sie Milchpulver zu, falls nötig. Diese Arznei hilft auch bei *zu starkem* Milcheinschuß, wenn die Brüste schmerzhaft geschwollen sind.

b) Sind die Brüste eher *hart* gestaut und sehr empfindlich, so daß beim Stillen die Schmerzen in den ganzen Körper *ausstrahlen*, dann hilft Ihnen

Phytolacca D4

3 × 1 Gabe täglich, um die Milchzufuhr zu dämpfen und um die Brustentzündung *(siehe Wochenbett, Kapitel 76)* zu vermeiden. Diese Arznei verhütet und heilt auch wunde Brustwarzen, falls diese ein anderer Grund zum Abstillen sein sollten.

c) Das *Abstillen*, das natürlich empfindende Mütter zum Wohle ihres Kindes ablehnen, ist meist aus sozialen Gründen, wie Berufstätigkeit, erwähnenswert. Es kann nur mit *Östrogenen* erreicht werden, da es als künstlicher Eingriff in die Natur der Dinge zu verstehen ist. Manchmal ist die Natur jedoch stärker und läßt die Milch weiterträufeln. Hier hilft Ihnen wiederum

Phytolacca D4

3 × 1 Gabe täglich, bis sich der Busen beruhigt.

NOTIZEN:

59. Schilddrüse

Sie ist ein zentrales Drüsenorgan mit Beziehungen zum Gehirn, zum Gemüt, zum Temperament und zu den Organen Herz, Leber, Galle, Milz, Bauchspeicheldrüse, Eierstöcke. Hieraus verstehen wir auch die Vielzahl der Begleitstörungen bei Über- und Unterfunktion der Schilddrüse. Einige Arzneien sollen Ihnen erste Hilfe gewähren.

a) Häufig ist die Erkrankung der Drüse mit einer *Gemütsdepression* verbunden. Manche Menschen wissen auch von einem einschneidendem Ereignis zu berichten, seitdem die Störung begann *(siehe auch Kummer, Kapitel 37)*. Abmagerung trotz genügender Nahrungsaufnahme, Durchfälle, großer Durst bei trockenem Mund, Herzklopfen morgens beim Erwachen bei ohnehin gestörtem Schlaf. Viel Grübeln, Sorgen und Seufzen beschreiben diesen in sich gekehrten Menschen.

Natrium muriaticum D200

1 Gabe einmalig, wenn Kummer, Kränkung, Demütigung das *Sosein* auslöste.

b) Wenn die *vermehrte Herztätigkeit* Sie den *ganzen* Tag über erregt, so nehmen Sie zusätzlich

Ferrum phosphoricum D4

3 × 1 Gabe täglich, bis zur Beruhigung des Herzschlages und der Übererregbarkeit.

c) Wenn die stürmischen Herzreaktionen besonders *abends* nach dem *Niederlegen* ins Bett auftreten, wobei der Herzschlag *fühlbar* und *hörbar* pulsiert, Unruhe und Zittrigkeit den Kranken ergreift, dann nehmen Sie

Lycopus D12

1 Gabe abends vor dem Schlafengehen. Diese Arznei wirkt besonders gut bei Menschen, denen gleichzeitig die Leber beschwerlich ist und denen gelegentlich die Galle zwickt.

d) Plötzliche *Blutwallungen* zum Kopf sind gelegentliche Zwischenerscheinungen von unangenehmer Heftigkeit. Der Kropf *pulsiert*, die Halsschlagadern pochen, *dampfende* Schweiße überfallen tags und nachts den Erkrankten.

Belladonna D30

1 Gabe bedarfsweise bei Auftreten der Störung, beruhigt das erregte Gefäßsystem.

e) Ein ebenso leicht erregter Mensch ist jener mit einem beträchtlichem *Kropf*, viel Herzklopfen und allgemeiner Ängstlichkeit. Viel *Schleim* sammelt sich im Hals, so daß er ständig *hüstelt* und den Schleim zu lösen versucht. In der *Wärme* verschlimmert sich dieser Reizhusten und auffallenderweise verschwindet er bei einer *Bootsfahrt* auf dem Meer, während die *Seeluft* am Meeresstrand kaum Linderung verschafft.

Bromum D6

3 × 1 Gabe täglich, unterstützt die Besserung durch die Meeresluft auf See, insbesondere wenn der Patient an Land *kleine* Schlucke *kalten* Wassers zu sich nimmt, um das wiederkehrende Hüsteln zu besänftigen.

f) Völlig anders steht daneben der eher *fettleibige* Mensch, der ewig Hungrige, der sich mit bewundernswerter Größe das Fasten abringt und trotzdem kaum ein Gramm an Gewicht verliert. Versuchen Sie den jodhaltigen Blasentang

Fucus vesiculosus D4

3 × 1 Gabe täglich regelmäßig und über sehr lange Zeit einzunehmen. Vielleicht können Sie danach erfolgreich an Schönheitswettbewerben teilnehmen. Alles ist eine Frage des Zuwartenkönnens. Warten macht geduldig und Geduld macht weise!

NOTIZEN:

60. Schlafstörungen

(siehe auch Kinderschlaf, Kapitel 32)

Der gestörte Schlaf ist allgemein eine Folge von Auslösungen im Seelisch-Geistigen wie Angst, Ärger, Aufregung, Sorgen, Kränkung, Kummer, Überanstrengung und Überforderung. Bei chronischer oder länger dauernder Schlafstörung bitten Sie Ihren Arzt um Beistand. Ich möchte Ihnen jedoch Arzneihilfen für gelegentliche Störungen anbieten.

a) Die beste homöopathische Schlafarznei ist

Ambra D3

3 × 1 Gabe täglich oder 1 Gabe vor dem Schlafengehen. Insbesondere wenn geschäftliche oder *berufliche Sorgen* Sie trotz Müdigkeit wachhalten. Immer wenn mich die technischen Sorgen meiner Praxis plagen und am Einschlafen hindern, nehme ich mit Erfolg eine Gabe. Eine Arznei für den Nachttisch.

b) Geistesarbeiter und kreativ tätige Menschen kennen den Zustand *angenehmen Wachseins* im Bett mit Zustrom vieler *anregender* Gedanken und Ideen. Wenn sie nicht zu müde wären, würden sie sich erheben, Blatt und Stift zur Hand nehmen, um ihre Denkmodelle aufzuschreiben. Nachtmenschen sind besonders empfänglich für solche Wachzustände. Wenn Sie ein derartiger Mensch sind, legen Sie sich Ihr Schreibzeug zurecht. Daneben stellen Sie

Coffea D12

1 Gabe einmalig, wird Sie beruhigen und ordnen. Menschen, die durch diese Arznei ihren Schlaf wiederfinden, sind nervös, hektisch, schlank und *schusselig* und lustige, *witzige Teetrinker*. In England bin ich vielen Menschen mit diesem Temperament begegnet.

c) Was für die nordischen Teetrinker *Coffea* ist, ist für die germanischen *Kaffeetrinker* mit gleichem Temperament

Thea D12

1 Gabe einmalig. Auch für Menschen ohne diese Wesensart, jedoch Ketten-Kaffeetrinker wie junge Menschen, Anwälte, Ärzte usw. ist diese Arznei eine nächtliche Erlösung.

d) Vorgenannte Menschen leiden oft unter störendem *Herzklopfen.* Mein Ballettmeister – Freund *Rudolf*, der sicherlich kein euphorischer Mensch mit freudig-wachhaltenden Gedanken ist, nahm bei schlafstörendem Herzklopfen

Strophantus D4

1 Gabe alle 10 Minuten bis er einschlief. Das ist wert, nachgeahmt zu werden.

e) Eine andere Art von schlafraubender Aufregung mit *Herzklopfen* wird ausgelöst durch *Furcht* vor dem kommenden Tag, weil eine *Prüfung* stattfindet oder ein unangenehmes *Ereignis* bevorsteht. Vielleicht bin ich für die Lage gut gerüstet und gut vorbereitet. Trotzdem bin ich es, mein tiefes Inneres, das unbegründete Furcht und Schlafstörungen empfindet. Hier beruhigt mich

Gelsemium D30

1 Gabe einmalig, insbesondere wenn ich ein eher *rundlicher* Mensch bin *(siehe auch Schulangst, Kapitel 64).*

f) Menschen mit unergründlicher *Unruhe* im Bett, wenn die *Beine* keinen Platz finden, eher *radfahren* wollen, hin und wieder zucken, brauchen

Zincum valerianum D30

1 Gabe einmalig vor dem Zubettgehen, allabendlich bis die Beine sich entspannen.

g) Sind nicht nur Ihre *Beine*, sondern auch Ihre *Arme* in unruhiger Bewegung, mal hier, mal dort, mal so rum, mal dort rum, dann ziehen Sie

Kalium bromatum D30

1 Gabe einmalig vor, und Sie werden rascher in die wohltuende Umarmung des Schlafgottes *Morpheus* aufgenommen.

NOTIZEN:

61. Schlaganfall

Ein überhöhter Blutdruck, dürre verkalkte Gefäße, schwere Krampfadern sind die klinischen Ursachen für einen Schlaganfall. Im Gehirn kommt es plötzlich zur Blutung oder zum Verschluß eines Gefäßes. Homöopathisch interessant sind der *Ausdruck* und das *Verhalten* des Betroffenen. Bis der Notfalldienst zur Stelle ist, können wir von Anbeginn des Geschehens bereits regulierend eingreifen. Beherrscht *Angst* das Gesamtverhalten, dann benutzen Sie zunächst die Arzneien im dortigen *Kapitel 3*. Hier darf ich Ihnen zwei der wichtigsten Arzneien benennen, die Sie einsetzen, wenn der Erkrankte die entsprechende Erscheinung aufweist.

a) Das Gesicht des eher kräftigen Patienten ist *hochrot*, ängstlich, benommen. Unruhe plagt sein Verhalten, er möchte sich bewegen, kann nicht. Jede Erschütterung, selbst die Annäherung ans Bett, löst Schmerzen aus. Das Bett ist *zu hart*, er möchte sich weich legen.

Arnica D30

1 Gabe einmalig pro Tag, auch nach der Klinikeinweisung, hilft dem Leidenden, die Hirnverletzung und die Schmerzen zu lindern.

b) Ein anderes Bild zeigt der gestaute, bewußtlose Patient. Sein Gesicht erscheint *dunkelrot* bis *bläulich*, der Atemrhythmus ist unnatürlich *(Cheyne-Stokes)*. Das Bett ist *zu weich*.

Opium D200

1 Gabe einmalig, gibt ihm die Lebensgeister zurück *(siehe auch Ohnmacht, Kapitel 46)*.

NOTIZEN:

62. Schluckauf

Diese lästige Beschwerde, die die Umwelt zur hämischen Heiterkeit veranlaßt, ist durch einen Krampf des Zwerchfells bedingt, dem wiederum andere Ursachen zugrunde liegen, wie Oberbauchvölle *(siehe auch Oberbauchsyndrom, Kapitel 45)*, Sodbrennen, besondere Nahrungsaufnahme, Krebs usw.

a) Ist der Schluckauf sehr krampfhaft und verlangen Sie danach, Ihren Oberkörper zu strecken, *zurückzubeugen*, dann wird Ihnen

Belladonna D30

1 Gabe einmalig helfen; eventuelle Wiederholung der Gabe nach 30 bis 60 Minuten.

b) Üblicher ist jedoch das Verlangen, den Körper zu *krümmen*, um die Zwerchfellerschütterung zu lindern. Dabei hilft Ihnen

Magnesium phosphoricum D4

1 Gabe alle 10 Minuten, am besten.

c) Kehrt der Schluckauf häufiger wieder mit heftiger Erregung des Bauches, der Brust und des *Gemüts*, so daß Sie nach jeder Erschütterung heftig *fluchen*, dann hilft nur noch

Hyoscyamus D12

2 × 1 Gabe täglich, bzw. alle 10 Minuten, wenn er sehr schlimm ist.

NOTIZEN:

63. Schnupfen

(siehe auch Erkältung, Kapitel 14, und *Heuschnupfen, Kapitel 27)*

Die wichtigsten Eigenschaften bei der Erfassung des Schnupfens sind **die Art des Sekretes:** trocken, flüssig, zäh, weiß, gelb, grün, mild, wundmachend;
der Ort der Verschlimmerung: drinnen, draußen, in der Wärme, in der Kühle;
die Zeit des Auftretens: tags, nachts, morgens, abends.

a) Die Nase *fließt* wie Wasser aus dem Kran. Sie kommen mit dem Schneuzen nicht mehr nach. Viele Erkältungsarten beginnen mit diesem klassischen Fließschnupfen. Der Fluß verschlimmert sich *im Warmen* und stockt im Kühlen.

Cepa D3

1 Gabe 1–2stündlich verändert das Sekret gewöhnlich an einem Tag und leert die anschließende zähe Sekretion.

b) Der gleiche *Fließschnupfen* mit Verschlimmerung *im Kühlen* und Linderung in der Wärme braucht

Arsenicum album D6

1 Gabe 1–2stündlich. Die Nase ist wund und rot, das Gesicht eher blaß.

c) Beginnt die Erkältung mit verstopfter Nase, so nehmen Sie für diesen *Stockschnupfen* zunächst

Luffa D6

3 × 1 Gabe täglich und zusätzlich *Luffa-Nasentropfen* von der Firma

*„Deutsche Homöopathie-Union, DHU“**, bis das Sekret sich verflüssigt. Hiernach beurteilen Sie die Art des Sekretes und behandeln sich entsprechend der im folgenden aufgeführten Arzneien.

d) Äußerst hilfreich bei Schnupfen, der sich in eine *weiß-gelbliche* bis *grüne* Sekretbeschaffenheit verändert mit *wunden* Nasenlöchern ist

Hydrastis D4

3 × 1 Gabe täglich. Für unsere Kinder können wir es bei solcher Erscheinung unbedacht einsetzen. Wir Älteren unterscheiden dann eher unter den *Kalium-Arzneien.*

e) Wenn der Schnupfen eher *stockt* mit nur wenig *weißlichem* Sekret beim Schneuzen, die Nebenhöhlen, die Stirn, die Ohren *„zu“* sind und die Nase *wund* wird, hat sich nach meiner Erfahrung am besten

Kalium chloratum D4

3 × 1 Gabe täglich oder öfter, sehr bewährt. Die Sekrete kommen rasch zum Fließen. Die in die Bronchien absteigende Erkältung wird vermieden, ebenso wie der chronische Ohrtubenkatarrh.

f) Beginnt der Schnupfen mit leichtem, gut *löslichem, weißlichem* Sekret, dann hilft eher

Kalium sulfuricum D4

3 × 1 Gabe täglich.

g) Ist das Schnupfensekret *gelb-zäh* mit *wunder* Nase und heftigem Druckschmerz über der *Nasenwurzel*, dann nehmen Sie

* Deutsche Homöopathie-Union, Ottostr. 24, 7500 Karlsruhe 41, Tel.: 0721 – 40930

Kalium jodatum D4

3 × 1 Gabe täglich. Das Sekret *läuft* eher draußen in der frischen *kühlen* Luft und stockt drinnen im Warmen.

h) Sehr lästig ist es, wenn sich zuerst die *Nebenhöhlen* akut entzünden bevor sich Nasensekret entwickelt. Die äußere Wange fühlt sich heiß an, die Stirn schmerzt, der Schmerz ist pochend, pulsierend. Nachdem Sie regelrecht zuerst mit *Aconit D30*, dann *Belladonna D30* behandelt haben, nehmen Sie jetzt

Cinnabaris D4

3 × 1 Gabe täglich. Das Sekret verfärbt sich *grünlich* und befreit die Höhlen.

i) Unseren *Säuglingen* im ersten Lebensjahr geben wir

Sambucus D4

3 × 1 Gabe täglich *(siehe Neugeborene, Kapitel 43).*

j) Endlich ist der Schnupfen *reif*, gut löslich, läuft *grünlich*, so daß wir mit

Hepar sulfuris D12

2 × 1 Gabe täglich, Nase und Nebenhöhlen reinigen können.

k) Möchten Sie „sichergehen" und gut *ausheilen*, dann nehmen Sie danach noch einige Tage

Silicea D6

2 × 1 Gabe täglich.

l) Die ganz Gewissenhaften nehmen *am Ende* der Erkältungserscheinungen, wie auch am Ende eines jeden Infektes

Sulfur D30

1 Gabe einmalig, um die eventuell noch im Körper verbleibenden Gifte (Toxine) auszuleiten.

Bedenken Sie bitte, daß ich Ihnen in diesem Kapitel nur Hilfen für den akuten Erkältungsschnupfen anbieten kann. Die sich häufig wiederholenden Störungen sind Ausdruck unserer verminderten Abwehrlage, die wir meist ererbt haben. Sie bedarf verständlicherweise der Hilfe Ihres Arztes, weil Ihre empfindliche, anfällige Verfassung zuerst gestärkt werden muß.

m) Trotzdem fragen meine Patienten immer wieder nach, „ob es nicht etwas gäbe“ für die *chronische Nebenhöhlenentzündung*, die anscheinend sehr verbreitet ist. Die Frage gilt dem Nachbarn oder Verwandten. Nun, alle chronischen Erkrankungen formen das tägliche Kampffeld Ihres homöopathischen Arztes. Hier jedoch vorweg eine Hilfe für die Nachfragenden. Es handelt sich um zwei bewährte Arzneien, um

Thuja D6

3 × 1 Gabe täglich vor dem Essen, über längere Zeit, und um

Kalium bichromicum D12

2 × 1 Gabe täglich nach dem Essen, ebenso über längere Zeit. Wenn der Nachfragende damit keine Besserung erfährt, schicken Sie ihn in die Sprechstunde. Erfährt er Besserung, kommt er von alleine.

NOTIZEN:

64. Schulangst

Ein Kapitel für Schüler und Lehrer. Auch Lehrer haben Angst, in die Schule zu gehen, Angst vor den Schülern, vor unangenehmen Überraschungen seitens der Schuldirektion oder seitens der Elternschaft. Letztere, infolge mangelnder elterlicher Bildungs- und Erziehungsfähigkeit, erwarten zu häufig vom Lehrer, daß er die Lücken ihrer Kinder ausbügelt. Wer ist solchen Erwartungen schon gewachsen?! – Jetzt habe ich alle Lehrer auf meiner Seite und viele Eltern gegen mich.

a) Doch auch Schüler haben Angst, in die Schule zu gehen, Angst vor dem unleidlichen, aufbrausenden ungerechten Lehrer, Angst vor Direktoralverweisen trotz guten Verhaltens, Angst *vor* Klassenarbeiten trotz guter Vorbereitung. Wenn Sie sich oder Ihre Kinder und Jugendlichen darin erkennen, nehmen Sie, geben Sie

Gelsemium D30

1 Gabe einmalig, dann wenn Sie die Angst überkommt, abends schon vor dem Schlafen *(siehe auch Schlafstörungen, Kapitel 60)* oder morgens nach dem Erwachen. Diese Arznei wird gut wirken, wenn Sie ein eher *rundlich* gebauter Mensch sind und eher zu *Zittrigkeit* und Herzklopfen neigen.

b) Der blasse, *schlanke*, nervös-zittrige, leicht *stolpernde* Schüler und Lehrer, dem vor lauter Angst und Aufregung der Magen krampft, dem alles *„in die Hose geht"* mit Harndrang und Durchfall, diesem wird

Argentum nitricum D30

1 Gabe einmalig abends und/oder morgens sehr hilfreich sein.

c) Dem sehr schlanken, sehr *unruhig-ängstlichen*, sehr *genauen* Schüler wird *Argentum* nicht mehr helfen. Vor jeder Prüfung verbringt er die Nacht auf der Toilette, regelrecht hängend. *Totenelend*, leichenblaß entleert er fortwährend Stuhlgang und erbricht, fortwährend grübelnd, was er noch vergessen haben könnte *zu ordnen*, zu lernen. Ein beklagenswerter Zustand, für den es

Arsenicum album D30

1 Gabe einmalig gibt und die bedarfsweise wiederholt werden kann.

d) In jede Schultasche gehört ein Fläschchen

Strophantus D4

1 Gabe alle 10 Minuten, wenn trotz Vorbehandlung mit vorgenannten Arzneien *kurz zuvor* das Herz weiterpocht, der Kopf *wie leer*, Konzentration unmöglich ist. Strophantus wird die tatsächliche Hirnleistung offenbaren.

NOTIZEN:

65. Schulmüdigkeit

Die fortwährende Müdigkeit und Konzentrationsunfähigkeit mit Gähnen und *Kopfschmerz (siehe dort, Kapitel 36)* gegen Mittag, Erschöpfung nach der Schule bedürfen ärztlicher Hilfe. Es gibt jedoch Streßzeiten anfallsweiser rascher Ermüdbarkeit während Prüfungen und Anhäufung von Klassenarbeiten.

a) Alle erschöpfbaren Menschen sind nervös und leicht gereizt. Sie verbringen ihre Zeit über dem Lehrstoff, leicht ablenkbar, Lippen kauend, *Grimassen* schneidend und zu *Albernheiten* aufgelegt. Solche junge Menschen brauchen

Agaricus D12

2×1 Gabe täglich etwa 10 bis 14 Tage lang. Dann ist die Konzentrationsfähigkeit wieder hergestellt. Diese Arznei wird deshalb das *„homöopathische Hirnfutter“* der Studenten genannt.

b) Eine weitere, sehr hilfreiche Arznei für die *ermüdeten* Hirnfunktionen ist

Phosphorus D30

1 Gabe täglich. Ich lasse sie gewöhnlich eine Woche lang einnehmen oder zwei Wochen lang jeden zweiten Tag eine Gabe. So wie Phosphor in Ursubstanz das Feuer am Streichholz zündet, zündet er, homöopathisch dynamisiert, die Energiezentren des Gehirns. Probieren Sie es!

c) Für unsere *mathematikschwachen* Schüler haben wir eine erfolgsrettende arzneiliche Unterstützung, um die logischen Denkfunktionen anzuregen. Wir geben ihnen am Abend vor fachbezogenen Klassenarbeiten

Luesinum D200

1 Gabe einmalig. Diese Arznei wird aus einem menschlichen Krankheitsprodukt gewonnen und homöopathisch aufbereitet. Hätte ich ihre Wirkung nicht persönlich an meinem jungen, sehr mathematikschwachen, versetzungsgefährdeten Schüler-Freund *Frank* erlebt, hielte ich diesen Hinweis für eine Vermutung. Für *Frank* war die nachfolgende Versetzung in die nächste Klasse in seiner Lebenslage von existentieller Wichtigkeit. *Die Erfahrung steht vor jeder Begründung!*

NOTIZEN:

66. Schultergelenk

Erwarten Sie in diesem Kapitel bitte nicht Ratschläge für den chronischen Schulterschmerz. In jedem Kapitel pflege ich Ihnen Arzneien für akute Erscheinungen in die Hand zu empfehlen oder Ihnen nahezulegen, daß es für diese oder jene Beschwerde eine Arznei gibt, die Sie für sich oder Ihre nachfragende Umwelt verwenden können. Es sei hier auf die akute Entzündung des Gelenks eingegangen, die ja eigentlich eine Entzündung der kleinen Arterien in diesem Bereich ausdrückt *(Arteriitis humeroscapularis, Morbus Duplay).*

a) Das Eigenartige des Schmerzes ist, daß er sich *nachts* beträchtlich verschlimmert. Der Schlaf des Kranken ist gestört, er muß aufstehen, sich und den Arm *bewegen* und *kühlen*, was kurzzeitig Linderung verschafft. Der Schmerz sitzt vor allem im Muskel, der über das Gelenk zum Oberarm führt (Deltoideus), zieht neuralgisch und *pulsiert wellenartig*. Ob rechtes oder linkes Gelenk, die Empfindung und das Verhalten des Patienten sind die gleichen. Nur die zutreffenden Arzneien sind diskret unterschiedlich. Die Entzündung des *rechten* Gelenks braucht

Ferrum metallicum D12

2 × 1 Gabe täglich zur Heilung.

b) Die Entzündung des *linken* Schultergelenks dagegen spricht sehr gut an auf

Ferrum phosphoricum D12

2 × 1 Gabe täglich. Die Erfahrung und Beobachtung stehen vor der Erklärbarkeit.

NOTIZEN:

67. Schwangerschaft

Alles menschliche Leben beginnt mit der Vereinigung zweier Menschen, der Vereinigung ihrer Zellen. Beginnen wir mit der *regelrecht* verlaufenden Schwangerschaft.

a) Sobald Sie wissen, daß Sie schwanger sind, nehmen Sie eine Gabe

Tuberculinum D200

danach, falls keine größeren Störungen auftreten, in *monatlichen* Abständen je 1 Gabe

Lesinum D200
Cancerinum D200
Sulfur D200
Calcium carbonicum D200
Calcium phosphoricum D200 oder
Calcium fluoricum D200

je nach Konstitution, die Ihr Arzt entscheidet.

Diese Behandlung nennt sich *Eugenische Kur* nach *Voisin*. Sie ist kurativ vorbeugend und beeinflußt störende Faktoren der *Anlage* und der *Verfassung* der werdenden Mutter und des werdenden Kindes.

b) Die häufigsten *Störungen* sind vor allem im Beginn – oft noch des Umstandes ungewiß und erster Verdachtsmoment – Übelkeit und Erbrechen. Bei überempfindlichen Frauen mit *rasch wechselnden* Gemüts- und Geschmacksänderungen, Verlangen und Unverträglichkeiten, die Übelkeit verursachen, hilft meist schon

Ignatia D30

1 Gabe einmalig und eventueller bedarfsweiser Wiederholung der Gabe.

Ignatia ist eine wertvolle Arznei bei akuten Sorgen und akutem Kummer *(siehe Kummer, Kapitel 37)*, und manchmal verursacht die Nachricht einer Schwangerschaft eben Kummer, entsprechend der Lebenssituation, so daß dieser sich in Übelkeit und Erbrechen ausdrückt, besonders bei leerem Magen. Ich habe jedoch keine schwangere Frau erlebt, die ihr Schwangersein über längere Zeit rundweg ablehnte. Eher wurde dieser Umstand schon bald von hoffnungsvoller Freude begleitet.

c) Eine andere Form von Übelkeit wird durch eine eigenartige *Geruchsüberempfindlichkeit* gegen Speise- und Küchengerüche verursacht. Die Schwangere leidet unter heftigen Magenschmerzen, Erbrechen, auch Durchfall. Sie *fröstelt* innerlich, so daß Wärme und Ruhe ihre Beschwerden lindern. Nehmen Sie

Colchicum D4

3 × 1 Gabe täglich und öfters am Tage, bis Sie sich wohlfühlen.

d) Meist lindert das Erbrechen die Übelkeit. Sie kann auch beständig sein mit *anhaltendem* Hochwürgen von Schleim und Magensäure, besonders gegen abend und nachts, was die Schwangere erschöpft und für sich und ihre Umgebung reizbar macht. Wenn Ihre *Zunge rein* und sauber ist, nehmen Sie

Ipecacuanha D4

1 Gabe öfters, dann werden Sie sich nicht mehr über Ihren Zustand *entrüsten*.

e) Je nach meßbarem Ausmaß der Schwangerschaft ist es verständlich, daß sich in irgendeiner Weise *Stauungen* ausbilden. Sie zeigen sich an verschiedenen Teilen des Körpers, wie Blase, Niere, Geschlechtsteile, Hämorrhoiden, Krampfadern oder einfach in der Empfindung von schweren Beinen. Nachts oder nach längerem Sitzen ist diese Schwere von *Wadenkrämpfen* begleitet *(siehe auch dort, Kapitel 74)*.

Cuprum aceticum D4

3 × 1 Gabe täglich, hilft besonders in der Schwangerschaft, wenn gleichzeitig die erniedrigten Hämoglobinwerte (Blutfarbstoff) für eine *Blutarmut* (Anaemie) sprechen. Sie zeigt sich in allgemeiner Schwäche und rascher Ermüdbarkeit.

f) Besteht bereits ein *Krampfaderleiden*, so verstehen wir, daß sich dieses verschiedenartig verschlimmern kann. Treten die Krampfadern an den Beinen vermehrt auf, mit begleitender *Beinschwere*, so ist

Pulsatilla D4

3 × 1 Gabe täglich, die Arznei der Wahl. Entzünden sich die Venen, schauen sie bitte bei *Venenentzündung, Kapitel 71*, nach.

g) Auch an den *Schamlippen* können sich, zuvor nur blau durchscheinende Venen zu Krampfadersträngen entwickeln. Sie erscheinen gerne in Gesellschaft mit Hämorrhoiden und mit sonst *ungewohnter* Stuhlverstopfung.

Collinsonia D6

3 × 1 Gabe täglich, hat sich für diese Stauung im Unterleib gut bewährt.

h) Aber es können sich ziehende, *krampfige* Schmerzen entlang der Krampfadern zugesellen, die eher auf

Millefolium D4

3 × 1 Gabe täglich, ansprechen.

i) Die *Beinschwere* kann von einer Schwellung des Gewebes, von „Wasser" oder Ödemen begleitet sein, die gegen Ende getaner Tagesarbeit zunimmt. Müde sinkt die Schwangere in einen Sessel und legt die Beine hoch. Im Rücken zieht es, der Bauch drückt auf die Nieren, auf die Blase. Die Ruhepause erleichtert ihre Beschwerden für kurze Zeit. Nehmen Sie zunächst

Apis D4

3 × 1 Gabe täglich, besonders wenn die Haut an den Unterschenkeln *glänzt* wie ein Bienenstich und *stichartige* Schmerzen die Nierengegend und Waden plagen.

j) Empfinden Sie in der *Nierengegend* eher ein Druckgefühl, wie eine geballte Faust im Kreuz, dann bitten Sie Ihren Apotheker, Ihnen *Nierentropfen* zu mischen, die zu gleichen Teilen aus 2 Arzneien

Berberis D3
Solidago D3

gemischt werden *(siehe auch Niere, Kapitel 44)* und nehmen Sie täglich 3 × 10 Tropfen davon ein. Dazu trinken Sie reichlich Flüssigkeit und halten sich eine Diät aus trockenem Reis mit etwas Obstkompott.

k) Drückt Sie die Last des Bauches auf die Blase, so daß Sie wegen des häufigen *Harndrangs* stets eine Toilette im Auge behalten müssen, dann hilft Ihnen

Pulsatilla D4

3 × 1 Gabe täglich, insbesondere wenn Sie innerlich leicht *frösteln* und Ihnen Frostschauer über den Rücken laufen. Wie Sie sehen, ist sie eine bewährte Arznei für viele Störungen in der Schwangerschaft, geradezu ein Begleiter, vor allem für rundliche, gemütliche, liebevolle und leicht *weinerliche* Frauen.

l) Die blasse, schlanke Schwangere neigt gerne zu *Kreislaufstörungen* mit niedrigem, schwankendem Blutdruck, mit Schwindelanfällen vor allem bei rascher Bewegung und mit rascher Erschöpfbarkeit der Kräfte.

Veratrum D30

1 Gabe bedarfsweise, lindert die Erscheinungen und stabilisiert den Kreislauf auch dann, wenn der Blutdruck weiterhin niedrig bleibt.

m) Der nächste Ort der häufigsten Störungen ist der *Oberbauch (siehe auch Oberbauchsyndrom, Kapitel 45).* Hieraus ist das Sodbrennen eine spezifische Erscheinung, wobei ich Ihnen für zwei verschiedene Erscheinungsarten zwei Arzneien in die Hand geben möchte.

Anacardium D4

3 × 1 Gabe täglich, lindert das *Sodbrennen* bei leerem *nüchternem* Magen, das sich durch Aufnahme von kleinen Nahrungshappen bessert und

Mercurius solubilis D12

2 × 1 Gabe täglich, nimmt Ihnen das *nächtliche* Sodbrennen, das sich durch Nahrungsaufnahme nachts nicht verändert. Tagsüber bleibt die Erscheinung ohnehin fern.

n) Bisher ungewohnte Beschwerden im *rechten Oberbauch*, am rechten Rippenbogen, sind galleverdächtig *(siehe auch Galle, Kapitel 17).* Es plagt ein Druckgefühl, das sich zur Magengegend hin und/oder zum Rücken und *rechten Schulterblatt* hinaufziehen kann, wobei Gegendruck mit der Hand, Krümmen des Oberbauchs, eine feuchtwarme Auflage und ein *warmes Getränk* die Beschwerden lindern.

Chelidonium D6

3 × 1 Gabe täglich oder wenn nötig alle 10 Minuten, ist hierfür eine bewährte Hausarznei, nicht nur bei Schwangeren.

o) Die *Kindsbewegungen* rufen allgemein eine erfreuliche Empfindung hervor. Streckenweise können sie jedoch recht *schmerzhaft* werden und die Kindestragende am Schlafen hindern. Hier hilft

Arnica D4

3 × 1 Gabe täglich, als Folge von *Verletzung* verstanden.

p) Weniger erfreulich sind die seltener auftretenden schmerzhaften *Bauchdecken*. Das Gehen ist durch müde Glieder und Schwäche der Beine erschwert. Der Unterleib ist druck- und berührungsempfindlich.

Bellis D3

3 × 1 Gabe täglich, – das Masliebchen – hilft sehr rasch.

q) Manchmal zeigt sich während der Schwangerschaft eine *Blutung*, ähnlich der gewohnten Periode. In den ersten Monaten werden Sie ihr wenig Beachtung schenken, wenn Ihnen die Schwangerschaft nicht bekannt ist. Später in vollem Bewußtsein des Umstandes löst diese Art „Periode" eher eine bedrohliche Reaktion aus. Wer möchte sein Kind schon verlieren. Nehmen Sie

Nux moschata D6

3 × 1 Gabe täglich, bis diese „Periode" vorbei ist.

r) Besteht die Blutung fort, ist ernsthaft an eine *drohende Fehlgeburt* zu denken, die nach Ruhe verlangt, nach Liegen und nach

Sabina D4

3 × 1 Gabe täglich. Alle meine schwangeren Patientinnen haben mit dieser Arznei ihr Kind „halten können" ohne den üblichen Krankenhausaufenthalt.

s) Wenn Sie jedoch um eine *Neigung zu Fehlgeburten* wissen, sollten Sie frühzeitig Ihren homöopathischen Arzt konsultieren. Er wird Ihnen eine Hochpotenz

Bang D200

geben, da hier immer der Verdacht auf *Brucellose* besteht und Ihnen

Kalium carbonicum D6

3 × 1 Gabe täglich, zur Gewebsstärkung verordnen.

t) Unter Schwangeren ist der homöopathische Arzt einer der beliebtesten, weil seine Arzneien für werdende Mutter und Kind unschädlich und menschenwürdig sind. Chemische Substanzen haben ungerechterweise zu viele Nebenwirkungen. Aber Unwissende meinen, daß eine Schlaftablette gelegentlich wohl nicht schadet und Antibiotika müssen ja genommen werden. Glücklicherweise gibt es schon viele vorsichtige Frauenärzte, aber eben noch nicht genügend. So ist eine der häufigsten *Pillennebenwirkungen* die allergische Reaktion bei der Mutter. Helfen Sie hierbei mit

Okoubaka D2

3 × 1 Gabe täglich und benutzen Sie Ihre Überzeugungskraft, die Leidende zur homöopathischen Behandlung zu bewegen.

NOTIZEN:

68. Schwindel

Der Schwindel ist eine große Allgemeinerscheinung und deutet uns nur eine Spur an zu tieferliegenden Störungen, zum Kreislauf, zum Herzen, zum Hochdruck, zur Verkalkung, zum Stoffwechsel (Diabetes), zur Innenohrschädigung, zur Überanstrengung und zur Übermüdung.

a) Der leichte *Kreislaufschwindel* bei schwachen, bläßlichen Menschen mit niedrigem Blutdruck spricht sehr gut an auf

Veratrum D6

3 × 1 Gabe täglich, wenn es über längere Zeit eingenommen wird. Der Schwindel bessert sich, während der Blutdruck meist niedrig bleibt. Vergessen Sie nicht, daß der kreislaufschwache Mensch in seiner Gesamtverfassung behandelt werden muß.

b) Der *zuckerkranke* Mensch mit seinen ständigen (verständlichen) Schwankungen, kennt den Schwindel allzu gut als Begleiter seiner leiblichen Erkrankung. Meist geht er mit Übelkeit im Oberbauch einher. Hierfür hat sich

Tabacum D6

3 × 1 Gabe täglich, sehr bewährt. Bei akuter Erscheinung nehmen Sie 1 Gabe alle 10 Minuten, weshalb Sie diese Arznei sowohl im Hause, als auch in Ihrer Hosen- und Handtasche mitführen sollten.

c) *Ältere* Menschen leiden oft an unerklärlichen Schwindelanfällen. Sie fühlen sich eigentlich nur im Liegen wohl, bei Ruhelage. Sobald sie sich *bewegen*, den Kopf erheben, den Körper drehen, schwankt der Kopf und die Umwelt *dreht sich* mit ihnen.

Conium D4

3 × 1 Gabe täglich, schafft rasche Abhilfe, insbesondere wenn es sich um kräftige, *rote* Menschen handelt, die ihre sexuellen Gelüste nicht verbergen können. Sie drücken sich jedoch mehr im Wollen als im Können aus.

d) Der *Innenohrschwindel*, der sogenannte *Morbus Menière*, ist ein Kreuz für alle HNO-Fachärzte. Es bleibt jenen die medikamentöse Beruhigung oder letztlich die operative Durchtrennung bestimmter Nerven. Homöopathisch haben wir eine Chance mit zwei Arzneien, die schwere *taumelnde* Beeinträchtigung des Patienten zu beheben. Geben Sie, möglichst schon zu Beginn

Lachesis D200

1 Gabe einmalig und ab dem folgenden Tag regelmäßig

Phosphorus D12

2 × 1 Gabe täglich bis zum Verschwinden der Erscheinung.

e) Müdigkeit und rasche Ermüdung sind Zeichen unserer Zeit. Zeitliche, administrative und soziale Forderung tragen dazu bei. Schwächliche, bläßliche und schlanke, empfindliche Menschen sind besonders empfänglich, rasch zu ermüden, weil sie nervös werden, wenn sie *überarbeitet* und überreizt sind. Schwindel überfällt das Gehirn bei jeder Bewegung und beim Autofahren *(siehe auch Reisekrankheit, Kapitel 52)*.

Cocculus D12

1 Gabe bedarfsweise, klärt die Gedankengänge. Ich selbst liebe diese Arznei und halte sie in meiner Nähe am Frühstückstisch und im Auto.

f) Schwindel beim *Gehen* mit *pochendem* Hinterkopfschmerz und drükkenden, brennenden Rückenschmerzen sind die Folge *geistiger* Überanstrengung und Überarbeitung. Das geistige Feuer ist erloschen und wird mit

Phosphorus D200

1 Gabe einmalig, wieder gezündet. Oder Sie werden angenehm müde, schlafen tief und erwachen frisch mit lebenskräftigen Geistern. Probieren Sie es, meine Geister haben sich öfter an dieser Arznei gelabt!

NOTIZEN:

69. Umknicken

Ich meine hier das Umknicken im Knöchelgelenk des Unterschenkels. Das leichte Umknicken ist eine Eigenart der Person. Es geschieht unbedacht beim Gehen ohne besonderen Anlaß.

a) Die akute *Verrenkung* des Knöchelgelenks bei ungeschicktem Auftreten während des Gehens oder beim Sport, läßt sich am besten mit

Rhus tox D6

1 Gabe 2stündlich, behandeln. Halten Sie das Bein ruhig und machen *lauwarme* Umschläge. Wenn die Sehnen gezerrt sind oder sich am nächsten Tag ein dicker *Bluterguß* zeigt, so schauen Sie unter *Verletzungen im Kapitel 73* nach.

b) Wie erwähnt, ist das *gelegentliche*, jedoch auf Dauer lästige *Umknikken* eine Frage des Stütz- und Bindegewebes der betroffenen Person. Über längere Zeit genommen, stärkt

Natrium carbonicum D12

2 × 1 Gabe täglich, das Gewebe – nicht nur im Knöchel. Selbstredend ist eine entsprechende gewebsstärkende, regelmäßige Gymnastik eine unausgesprochene Notwendigkeit im Sinne der Zusammenarbeit von Arzt und Patient.

NOTIZEN:

70. Umlauf

Umlauf ist der volkstümliche Ausdruck für die Fingernagelbettentzündung. Eigentlich wird sie behandelt wie ein *Abszeß (siehe dort, Kapitel 1).* Der Umlauf kann aber eigenwillige Empfindungen und Erscheinungen ausgestalten, wobei die Hilfe eines Arztes unumgänglich ist. Hier gebe ich Ihnen die geläufigsten Arzneien an.

a) Bei der ersten Entzündungserscheinung mit Hitze, Röte, Schwellung und Berührungsempfindlichkeit, wobei das Fingerendglied *pulsierend* pocht und gelinde *Wärme* den Schmerz erleichtert, nehmen Sie

Belladonna D30

1 Gabe einmalig und wiederholen 1 Gabe nach 12 Stunden, wenn es noch pocht.

b) Wird der Umlauf weicher und ist etwas *Eiter* sichtbar, pocht er weniger, aber *Wärme* lindert noch, dann folgen Sie die Behandlung ab mit

Hepar sulfuris D200

1 Gabe alle 6 Stunden, 3 Gaben insgesamt.

c) Ist der Umlauf dann *„reif“* und noch nicht nach außen entleert, dann nehmen Sie das *„homöopathische Messer“* ein,

Myristica D4

3 × 1 Gabe täglich. Sehr rasch öffnet sich der Eiterherd und die Wunde heilt ab.

NOTIZEN:

71. Venenentzündung

Die Entzündung bildet sich um ein Blutgerinnsel in einer erweiterten Vene, die wir meist an den Beinen finden. Oft ist die Umgebung der Vene kontinuierlich warm. Hier empfehle ich tagsüber die Auflage von einem *Weißkohlblatt*, das die Wärme herauszieht und die Schwere des Beines erleichtert.

a) Die akute Venenentzündung beginnt meist mit einer punktförmig *umschriebenen*, berührungsempfindlichen, *hellroten* Schwellung, die sich mit kühlen Auflagen lindert. Sie erscheint wie ein Bienenstich. Hier hilft

Apis D4

1 Gabe 1–2stündlich.

b) Ist die Entzündung eher *flächenhaft*, eher *dunkelrot*, dann nehmen Sie

Lachesis D12

2 × 1 Gabe täglich. Wie bei *Apis* lindert eine kühle Auflage. Sie werden nur noch einige Male solche Beschwerden erdulden müssen. Bald bleiben Sie aus.

NOTIZEN:

72. Verbrennungen

Entscheidend für die Arzneiwahl ist der
Grad der Verbrennung,
die Art der Erscheinung:

I. Grad: Rötung, Hitze, Brennen, *Schwellung* wie Bienenstich

Apis D 200 1 Gabe einmalig

II. Grad: zusätzliche *Blasenbildung*

Cantharis D 200 1 Gabe einmalig

III. Grad: stellenweise ist *rohes* Fleisch sichtbar, wie *verätzt*

Causticum D 200 1 Gabe einmalig.

Wiederholen Sie die einmalige Gabe am nächsten oder übernächsten Tag, wenn weiterhin Schmerzen bestehen. Ich selbst habe bei der geringsten Verbrennung gleich *Cantharis* genommen und gegeben. Dies hat sich immer bewährt.

NOTIZEN:

73. Verletzungen

a) Bei jeder Art von Verletzung, Verwundung, innerlich oder äußerlich, offen oder geschlossen, geben Sie

Arnica D30

1 Gabe einmalig. Es hemmt den ungeheuer starken Schmerz und die starke Blutung. Auch der *Muskelkater* ist in der Folge von Überanstrengung als Verletzung zu verstehen.

b) Ab dem nächsten Tag nehmen Sie folgende Arzneien, entsprechend der Art und Erscheinung der Verletzung:

Schürfwunden	**Bellis D3** bis die letzte Kruste abgefallen ist,	3 × 1 Gabe täglich
Stichwunden	**Ledum D3**	3 × 1 Gabe täglich
Schnittwunden	**Staphisagria D3**	3 × 1 Gabe täglich
Rißwunden	**Calendula D4**	3 × 1 Gabe täglich
eitrige Wunden	**Hepar sulfuris D12** wenn *warme* Auflage lindert,	2 × 1 Gabe täglich
starker Eiterbelag	**Mercurius sol. D12** wenn *kalte* Auflage wohltut,	2 × 1 Gabe täglich

Bluterguß	**Acidum sulfuricum D3**	3 × 1 Gabe täglich
Hirnerschütterung	**Arnica D30** bis die Kopfschmerzen zurückgehen	1 Gabe täglich
Nervenverletzung	**Hypericum D30** z. B. Fingerquetschung, falls nach der Einnahme von *Arnica* noch Schmerzen bestehen. Sehr rasch wirkt eine Gabe in Wasser sofort nach der Quetschung.	1 Gabe einmalig
Knochenhaut	**Ruta D3**	3 × 1 Gabe täglich
Verstauchung	**Rhus tox D4** als Zerrung von Gelenken, Sehnen und Bändern verstanden,	3 × 1 Gabe täglich
Knochenbrüche	**Symphytum D4**	3 × 1 Gabe täglich

NOTIZEN:

74. Wadenkrämpfe

Jeder von uns kennt derartige Krämpfe. Sie überraschen uns nachts beim Ausstrecken der Beine, wenn wir uns aus der kuscheligen embryonalen Lage herausräkeln. Manch einen erwischt es so heftig, daß er aus dem Bett herausspringen muß, um mit den Füßen hart aufzutreten. Erst dann löst sich die Verkrampfung. Klinisch liegen diesem Übel meist Stoffwechselerkrankungen und/oder Durchblutungsstörungen zugrunde, z. B. Diabetes. Womit ich andeute, daß der Wadenkrampf uns nur eine Spur aufzeigt zu tiefliegenden Störungen, eine Spur, die zu verfolgen dem Arzt obliegt.

a) Doch wenn das Übel plagt und die Grundstörung noch nicht behandelt ist, haben wir zwei gute Arzneien, die Ihnen geruhsamen Schlaf erlauben.

Magnesium phosphoricum D4

3 × 1 Gabe täglich bei schwerer Störung oder 1 Gabe vor dem Schlafengehen bei leichter Störung.

b) Haben Sie mit dieser Arznei Ihre Behandlung begonnen und wenig Erfolg damit, dann lassen Sie

Cuprum arsenicosum D4

1 Gabe vor dem Schlafengehen folgen. Sie spricht eher an bei *nierenschwachen* und *diabetischen* Menschen.

NOTIZEN:

75. Wirbelsäule

a) Beim Verstauchen der Halswirbelsäule, sowohl beim leichten wie auch beim schweren *Schleudertrauma,* hilft am ehesten eine Mischung zu gleichen Teilen aus

Arnica D 4
Hypericum D 3
Ruta D 3

3 × 10 Tropfen täglich. Hier sind Muskeln, Nerven und Bänder gleichermaßen verletzt.

b) Beim *Hexenschuß*, der plötzlich einschießt, kann *Aconit D30* in Wasser noch gut wirken, wenn es rasch genommen wird. Erfahrungsgemäß hilft dann am besten

Bryonia D 3

1 Gabe 1–2stündlich, danach dreimal täglich, und

Colocynthis D 3

1 Gabe 1–2stündlich und dann dreimal täglich im Wechsel mit *Bryonia* je nach Stärke der Schmerzen. Diese sind in der Regel *einschießend*, stechend, bohrend, vor allem bei der *geringsten* Bewegung. Legen Sie sich deshalb flach auf den Boden oder auf eine harte Liege und vermeiden Sie Bewegung bis der Schmerz nachläßt.

c) *Kreuzschmerzen* haben ihre häufigsten Ursachen als Folge von Überheben, *Überarbeiten* im Garten, beim Hausputz usw. Nehmen Sie

Rhus tox D30

1 Gabe einmalig. Das Kreuz ist *lahm*, die Ruhe lindert nicht, dafür lokale *Wärme*.

d) Wenn ich das Gefühl habe, als breche mein Kreuz durch, *wie zerschlagen* als Folge von *Ärger* und Aufregung, dann hilft

Nux vomica D30

1 Gabe einmalig. Besonders wenn sich die Kreuzmuskeln *verkrampfen*. Ich selbst habe diese Arznei vor Diskussionen mit Erfolg genommen, weil mich unsachliche Einwürfe maßlos ärgerten, so daß ich unleidlich und ungeduldig wurde. Mit Nux vomica konnte ich selbst dem albernsten Einwurf großzügig seinen Platz zuweisen. Versuchen Sie es.

e) Wenn die vorgenannten Arzneien nicht ansprechen, dann bleibt noch der Griff zu

Tartarus emeticus D6

3 × 1 Gabe täglich, auch *Antimonium tartaricum* genannt, besonders wenn gleichzeitig Übelkeit, *Brechwürgen* und Würghusten die Kreuzschmerzen begleiten und die Schmerzen über die Pobacken bis *in die Waden* ziehen.

Der *chronische Kreuzschmerz* liegt als Störung tiefer in der Person begründet und bedarf ärztlicher Hilfestellung.

NOTIZEN:

76. Wochenbett

(siehe auch Geburt, Kapitel 18, und *Stillzeit, Kapitel 58)*

Im Wochenbett treten viele Beschwerden auf, die alle homöopathisch zu behandeln sind. Ich werde Sie nur mit den wichtigsten Arzneien bekannt machen, denn in dieser Zeit können Sie oder Ihr „Geburtspartner" mit Ihrem Arzt in Kontakt treten.

a) Wenn die Geburt nicht allzu beschwerlich war, nehmen Sie weitere zwei Wochen

Arnica D4

3 × 1 Gabe täglich. *Nachwehen* in den ersten 3 Tagen nach der Geburt sind ganz natürlich. *Arnica* regelt die Nachwehen und vermeidet auch das lästige *Nachträufeln* des Urins nach einer beschwerlicheren Geburt.

b) Eine weitere natürliche Erscheinung ist der *Wochenbettfluß* (Lochien). Er kann recht *spärlich* sein und Ihnen das Gefühl geben, im Unterleib gestaut zu sein. Unsere hilfreiche

Pulsatilla D4

3 × 1 Gabe täglich, fördert den Fluß wieder und entstaut Sie.

c) Gewöhnlich ist der Wochenbettfluß geruchlos und flüssig. *Verklumpungen* und *übler* Geruch sind krankhaft und bedürfen der Behandlung mit

Kreosotum D4

3 × 1 Gabe täglich, um eine aufsteigende Infektion zu vermeiden.

d) Das *Wochenbettfieber* ist durch die teilweise vorbeugende Therapie mit Antibiotika selten geworden. Antibiotika verändern jedoch die Milch der Stillenden, vernichten ihre natürlichen Bakterien und schaden dem Neugeborenen. Die junge Mutter wird zum Abstillen gezwungen. Versuchen Sie es deshalb homöopathisch, was aus Erfahrung erfolgreich für Mutter und Kind endet. Drei Arzneien sind hierbei gewissenhaft einzunehmen. Beim beginnenden Fieber, meist von *Schüttelfrost* begleitet, nehmen Sie

Pyrogenium D30

1 Gabe einmalig, die Sie bei einem sich wiederholenden Schüttelfrost nochmals einnehmen. Dazu

Lachesis D12

2 × 1 Gabe täglich für das drohende *septische* Fieber und zusätzlich

Echinacea D2

1 Gabe stündlich zwischendurch, um Ihr *Abwehrsystem* zu stärken.

e) Ähnlich verfahren Sie mit einer *Brustentzündung*. Verweigern Sie das Abstillen mit Östrogenen, lassen Sie die Milch für Ihr Kind abpumpen, legen kühlende Alkoholumschläge auf und binden Ihre Brust hoch zur Ruhigstellung. Auch hierbei sind drei Arzneien entscheidend zur raschen Heilung. Nehmen Sie zuerst

Hepar sulfuris D200

1 Gabe 6stündlich, 3 Gaben insgesamt. Dazu wie oben

Lachesis D12

2 × 1 Gabe täglich für die drohende *Blutvergiftung* und wiederum

Echinacea D2

1 Gabe stündlich dazwischen zur Stärkung Ihrer *Abwehrkräfte.*

f) Kommt es nicht zur Entzündung, sondern zur *Stauung* der Brust, so reicht

Phytolacca D4

3 × 1 Gabe täglich aus, um das Fortschreiten in eine Entzündung zu vermeiden.

g) Eine Geburt kann sehr anstrengend sein und die junge Mutter erheblich schwächen, besonders wenn im Wochenbett Beschwerden auftreten und das Stillen erschöpft. Nicht alle Frauen sind kräftig und abwehrstark. Bei solchen *Schwächezuständen*, die im eigentlichen auf den erheblichen *Säfteverlust*, Blut und Milch, zurückzuführen sind, brauchen Sie

China D4

3 × 1 Gabe täglich, bis Sie wieder „tauglich" sind.

h) Eine vergleichsweise leichte Störung ist ein *krampfender* Schmerz im Unterleib, im Bereich der Eierstöcke, der *Mutterbänder.*

Clematis D4

3 × 1 Gabe täglich, hat sich hierfür bewährt.

i) Oder jener lästige Druckschmerz am untersten Ende der Wirbelsäule, am *Steißbein.* Er spricht gut auf

Hypericum D30

1 Gabe einmalig an, denn sicher sind in diesem Bereich *Nerven* verletzt worden.

j) Auch *Hämorrhoiden* können zur Plage werden, wenn Sie drücken, ziehen, stechen, jucken und brennen. Wie in der Schwangerschaft bringt auch in dieser Zeit

Collinsonia D6

3 × 1 Gabe täglich, die nötige Abhilfe.

k) Auf eine seltene Störung möchte ich noch hinweisen, da sie unerwartet und so plötzlich auftritt, daß man im entscheidenden Augenblick die rechte Arznei nicht zur Hand hat: die *Harnverhaltung* nach der Geburt. Wir haben Sie bereits als Störung nach der Operation kennengelernt. Hier wie dort bringt

Causticum D200

1 Gabe einmalig, die Erlösung und vermeidet Katheter und eventuelle Blasenpunktion über dem Schambein.

l) Tritt im Wochenbett durch allgemeine Stauung eine ungewohnte Venenentzündung auf, so behandeln Sie sich, wie es bei *Venenentzündung, im Kapitel 71*, beschrieben steht. Im Wochenbett nehmen Sie dazu noch

Echinacea D2

1 Gabe stündlich zwischendurch, um Ihre *Abwehr zu stärken*, denn Ihr Körper muß ja noch Milch produzieren und ist geforderter als gewöhnlich.

NOTIZEN:

77. Würmer

a) Wurmbefallene Kinder, häufiger als wir annehmen, sind sehr nervös und neigen zu *Krämpfen.* Das hampeligste unter allen neigt obendrein zum *Schielen*, ist ständig in Bewegung, *zupft* an der Lippe, an der Nase und kratzt sich am Po. Beginnen wir die Wurmkur mit

Cina D4

3 × 1 Gabe täglich. Auch mit 1 Gabe D200 habe ich bei meiner Tochter Erfolg gehabt.

b) Klagen Kinder über *Nabelkoliken (siehe dort, Kapitel 40)* und haben Sie mit den dort empfohlenen Arzneien keinen Erfolg, dann verabreichen Sie

Spigelia D4

3 × 1 Gabe täglich, insbesondere wenn Würmer nachweisbar sind.

c) Die stärkste Arznei und sicher zum Erfolg führende ist

Cuprum oxydatum nigrum D4

3 × 1 Gabe täglich, wenn Ihr Kind den vorherigen Bildern nicht entspricht. Nach vierwöchiger Einnahme sind die Würmer und die lästigen Begleiterscheinungen wie *Bauchkrämpfe* und *nervösen Tics* vertrieben.

NOTIZEN:

78. Zahnkaries

Die Karies hat vielerlei Ursachen. Die ererbte Anlage zu schlechten Zähnen steht obenan. Zucker- und Süßigkeitenkonsum stehen gleich an zweiter Stelle, insbesondere bei unseren Kindern. Es ist eine erzieherische Forderung an die Eltern, den Verbrauch an Süßem und den Austauschhandel mit Gleichaltrigen zu lenken mit dem Ziel des Mittelmaßes. Hierbei dürfen Sie „gütigen" älteren Menschen, Verwandten und weniger verwandten Omas, Opas mit strenger Entschiedenheit Ihren Standpunkt klarmachen. Notfalls hat Ihr Arzt noch eine homöopathische Unterstützung, denn das Verlangen nach Leckereien ist eine ganz persönliche Eigenart, die ja auch uns Erwachsenen wohlbekannt ist.

a) Die durch die Vererbung angelegten schlechten Zähne werden schon als *Milchzähne* frühzeitig kariös, d.h. sie erscheinen stellenweise *schwarz* und bröckeln ab. Neben der Zahnpflege und der zahnärztlichen Pflege geben Sie Ihren Kindern

Staphisagria D12

2 × 1 Gabe täglich, insbesondere wenn das Zahnfleisch geschwollen ist und beim Zähneputzen leicht blutet als Ausdruck der allgemeinen Gewebsschwäche.

b) Die übelste vererbte Anlage findet sich in solchen Kindern, deren Zähne bereits kurz nach ihrem *Zahnfleischdurchbruch schwarz* werden. Auch bei ihnen *blutet* das Zahnfleisch leicht und ist geschwollen.

Kreosotum D4

3 × 1 Gabe täglich, auf lange Zeit gegeben, beeinflußt den Zerfall günstig. Der Süßigkeitskonsum ist für diese Kinder weniger auslösend als verschlimmernd.

NOTIZEN:

79. Zahnschmerz

Er ist ein unerträgliches Übel und bedarf rascher zahnärztlicher Hilfe. Aber die rasche Hilfe steht oft aus durch lange Terminierung und durch die Eigenart der Schmerzen, in der Regel nachts oder am Wochenende aufzutreten. Ich selbst habe aus diesen Gründen 3 Tage gelitten und empfand die folgenden Arzneien als sehr hilfreich.

a) Erinnern wir uns an die Arzneien der Entzündungsreihe, dann fällt uns die Wahl nicht mehr schwer. Wie immer vergaß ich, bei den *plötzlich* auftretenden Beschwerden sofort

Aconitum D30

1 Gabe einmalig, einzunehmen.

b) Die Schmerzen ließen gegen abend nach, kamen jedoch desto heftiger gegen *Mitternacht* wieder, hart *pulsierend*, bohrend, reißend mit *hochrotem* Zahnfleisch und dicker Wange, die ich mit einem *Wollschal* umwickelte. Mein Kopf war benommen, meine Augen fiebrig *glänzend* und mein Körper, den ich gut zugedeckt hielt, *dampfte* hitzig.

Belladonna D30

1 Gabe einmalig, erlöste mich diese und die folgende Nacht.

c) Am dritten Tag, bei gleichem Verlangen nach *Wärme*, quoll der *Eiter* aus den Zahnfleischtaschen.

Hepar sulfuris D12

2 × 1 Gabe täglich, hielt mein Leid in Grenzen bis zum vierten zahnextrahierenden Tag.

d) *Nach* der Zahnentfernung nahm ich sofort

Hypericum D30

1 Gabe einmalig und, wieder zu Hause

Mercurius solubilis D12

2 × 1 Gabe täglich, weil die Wunde *stank wie eine Kloake*. Nach zwei weiteren Tagen hatte ich Ruhe. Die Wunde heilte ohne Antibiotikum-Einlage ab. Machen Sie es nach! *Nur wer erfährt, kann heilen.*

NOTIZEN:

80. Zahnziehen

Wenn Sie mit länger bestehenden Zahnschmerzen zum Zahnarzt gehen, findet er meist einen Eiterherd an der Zahnwurzel und entfernt den Zahn oder auch nicht. Letztlich sind Sie der Entscheidung des Zahnarztes überlassen.

a) Deshalb sorgen Sie vor. Nehmen Sie 1 bis 2 Stunden *vor* Ihrem Termin

Arnica D30

1 Gabe einmalig. Das lindert den Schmerz, verhindert starke Blutung.

b) Gleich *nach* der eventuellen Zahnentfernung nehmen Sie

Hypericum D30

1 Gabe einmalig und wiederholen diese Gabe, wenn sich nach zwei Stunden die lokale Betäubung auflöst und die Empfindungsfähigkeit mit Schmerzen zurückkehrt.

c) Danach behandeln Sie eine bis zwei Wochen mit

Phytolacca D4

3 × 1 Gabe täglich. Sie beugen einer Entzündungsausbreitung im Kiefer vor und einer *„Herdstreuung"* zu Herz, Niere und Gelenk. Sie werden zufrieden sein, da Sie die heute übliche Einnahme von Schmerztabletten und vorbeugender Antibiotikatherapie beruhigt vernachlässigen können.

NOTIZEN:

Zweiter Teil

DIE ARZNEI

1. Abies nigra – Piceanigraharz

Die Arznei wird aus dem Harz einer nordamerikanischen Konifere gewonnen und ist für magenleidende Menschen gedacht. Am Mageneingang sitzt ein Klumpen wie ein Ei, krampft sich zusammen und steigt mit saurem Aufstoßen die Speiseröhre hoch, besonders nach dem Essen.

2. Acidum (hydro)fluoricum – Flußsäure

Für allergische heitere Morgenmenschen, bei denen der erste Sonnenstrahl an den unbedeckten Stellen des Körpers juckende Friesel oder blasigen Ausschlag hervorruft, meist an Unterarmen und Halsausschnitt. Blasen finden wir auch an Händen und Füßen beim sommerlichen „Fußpilz". Wie tiefgreifend heilsam diese Arznei ist, zeigt die tiefgreifende, bis in den Knochen reichende Zerstörung, wenn wir versehentlich mit der Flußsäure in Berührung kommen.

3. Acidum formicicum – Ameisensäure

Für allergische und rheumatische Menschen mit Bewegungsdrang, die gerne ihre Glieder strecken, dehnen, viel gähnen und frösteln. Nächtliches Gelenk- und Muskelrheuma, Nesselsucht, Heuschnupfen. In der Volksmedizin wurden rheumatische Glieder in einen Ameisenhaufen gesteckt. Weil die Ameise ihr Gift sticht, spritzen wir es als Arznei unter die Haut. Besonders als Umstimmungsbehandlung bei Heuschnupfen vorbeugend bereits ab Januar.

4. Acidum hydrocyanicum – Blausäure

Die Eigenarten dieser Arznei kennen wir aus dem Vergiftungsbild mit Blausäure. Mit einem lauten Aufschrei bricht der Vergiftete zusammen, zuckt und krampft, die Haut ist blaß-blau und eiskalt, Stuhl und Urin läßt er unter sich. So erleben wir auch schlagartig einsetzende, lebensbedrohliche Zustände bei herz-, lungen- und stoffwechselkranken Menschen mit Asthma, Diabetes, Embolie, Tetanie, Epilepsie, Schlaganfall oder als Folge von Hitze und Sonnenbestrahlung.

5. Acidum muriaticum – Salzsäure

Die leicht verdampfende Salzsäure reizt im Vergiftungsbild insbesondere die Schleimhäute. Wenn wir uns durch sie verwunden, riecht alles übel, faul und scharf. Als Arznei hilft sie jenen Menschen, die aus dem Mund übel riechen, faul und scharf aufstoßen und deren Absonderungen aus dem After scharf, faulig und übel riechen. Hämorrhoiden schweißen und bluten, der Enddarm fällt aus Schwäche mit dem Stuhl aus dem After.

6. Acidum nitricum – Salpetersäure

Die Vergiftung mit dieser Säure zeigt sich am ehesten an den Übergängen von Haut und Schleimhäuten. Sie zerfallen geschwürig und stinken: Mundwinkel, Mandelentzündung bei Scharlach, Mittelohrentzündung, eiternde übelriechende Wunden und Fisteln. Die begleitenden Schmerzen sind von stechendem Charakter, wie von einem Holzsplitter herrührend. Der Mensch dahinter neigt zu heftiger Wut und heftigem Fluchen. Eine tiefgreifend heilsame Arznei.

7. Acidum phosphoricum – Phosphorsäure

Alle Säuren verursachen Schwäche als Vergiftungserscheinung. Allen schwachen Menschen hilft eine Säure als Heilmittel. Besonders unsere durch Liebeskummer geschwächten, erschöpften, jungen zarten Menschen bedürfen der Phosphorsäure als Arznei. Sie wollen allein gelassen werden, suchen die Einsamkeit, die sie mit elegischem Seufzen erfüllen. Kummer über den Freund, die Eltern und die Lehrer erfüllen ihre grübelnden Gedanken, die ihren Schlaf rauben und schwächende Schweiße treiben. Tagsüber sind sie unkonzentriert, teilnahmslos und müde, grelles Licht und lärmende Musik sind unerträglich. Nur Wärme von innen und von außen lindert ihr Gemüt.

8. Acidum salicylicum – Salicylsäure

Diese Säure ist in aspirinhaltigen Präparaten enthalten, die heute verordnet werden, um die Blutgerinnung zu verzögern. Auch Rheumapatienten werden mit Höchstdosen behandelt. Homöopathisch aufbereitet ist sie eine Arznei für allergisch-rheumatische Menschen mit Blutungsneigung aus den Schleimhäuten. So hat sie für das Zahnfleischbluten eine bewährte Anwendung gefunden.

9. Acidum sulfuricum – Schwefelsäure

Im Vergiftungsprozeß verletzt die Schwefelsäure die kleinen Blutgefäße, so daß das Blut ins Gewebe durchsickert. Als Arznei hat sie somit ihre Folgerichtigkeit für Menschen mit Blutungsneigung, insbesondere für leichte und schwere Blutungen unter der Haut mit und ohne Verletzung, wie wir sie erleben bei Blutern, bei Rheumatikern, bei Säufern, als Folge von Langzeit-Kortison-Einnahme oder bei Blutergüssen nach Stoß.

10. Aconitum – Sturmhut

Der Sturmhut steht am Rande von Spazierwegen, in Feldern und Wiesen, ständig von Luft bewegt, von der leichten Brise bis zum Sturm. Hier lernen wir nun die Natur zu verstehen und lernen wieder symbolisch zu denken, denn Aconit heilt alles, was stürmisch auftritt, seien es die Kopfschmerzen, das Herzklopfen, die Gallenkolik, das Fieber, usw., aber auch Angst, Ärger, Aufregung, Schreck und deren Folgen oder was durch Sturm bedingt ist; sei es der steife Hals nach Zugluft oder die plötzliche Neuralgie (Schulter-Arm-Syndrom, Ischias), die Kopfschmerzen bei Föhn usw. oder auch die Folgen von Unterkühlung, Wetterwechsel, Wind, Sturm, Föhn, Zugluft. Es heilt, wenn die Folgestörungen plötzlich auftreten, wie wir das am ehesten beim plötzlich auftretenden Fieber oder bei den plötzlich auftretenden Entzündungen unserer Kinder beobachten. Alles im Sturm bewegt sich. So ist auch der Kranke von Unruhe und Angst geplagt, bewegt sich hin und her, auf und ab, verlangt nach kühler, frischer Luft und nach reichlich kühlem Wasser.

11. Aesculus – Roßkastanie

Wie in der klinischen Medizin so wird auch in der Homöopathie die Roßkastanie für Venenleiden verwandt, seien es nun Hämorrhoiden, Krampfadern oder Venenerweiterungen im Becken. Stauungsschmerzen sind Ausdruck der Beschwerden. Menschen mit schwachem, schwerem, dumpf drückendem Kreuz, mit prallen, trocken-heißen, juckenden Hämorrhoiden und prallen, schweren Krampfaderbeinen brauchen diese Arznei.

12. Aethusa – Hundspetersilie (Gartenschierling)

Sie ist die beste Arznei bei Milchunverträglichkeit der Säuglinge. Die Milch wird im Schwall aus dem Rachen herausgeschleudert, kaum daß sie im Magen verweilt. Sofort danach wird wieder Hunger geäußert, nach erneutem Milchgenuß diese wieder erbrochen. Ein Teufelskreis beginnt mit Durchfall, Verstopfung und allmählichem Verfall der Kräfte.

13. Agaricus – Fliegenpilz

Das Hirnfutter der Studenten für leicht erschöpfbare, nervöse, gereizte, unkonzentrierte junge Menschen. In der Schule hängen sie müde in der Bank, jeder Ablenkung zugänglich, die sie mit überlebendigen, hastigen Bewegungen beantworten. Zu Hause hängen sie über dem Lernstoff, blinzeln ticartig mit den Augen, zupfen an der Nase, an den Lippen, schneiden Grimassen und sind zu jeder Albernheit bereit.

14. Ailanthus – Götterbaum

Diese Arznei wird selten gebraucht, aber bei Infektionskrankheiten mit Ausschlag wie bei Masern und Scharlach sollte man sie im Hause haben. Die Kinderkrankheit nimmt einen bösartigen, schleppenden Verlauf. Der Ausschlag wird großfleckig und dunkelrot. Das Gesicht ist erst hochrot, dann blaß und bläulich. Das Fieber wechselt mit Frostschauern; kalte Schweiße und drohende Kreislaufschwäche beherrschen das Bild.

15. Aloe

Sie ist eine Kakteenart, und ihre Früchte sind eine lukullische Köstlichkeit. Als Arznei heilt sie explosionsartige Durchfälle nach Kostumstellung im Orient und Occident mit Völlegefühl und kollernden Blähungen, die Ihren Stuhlgang und die Entleerung geräuschvoll begleiten. Ein Unsicherheitsgefühl im After verhindert die notwendige Unterscheidung, ob Stuhl oder Wind, so daß Mißgeschicke in die Hose gehen. Wenn Sie an juckenden brennenden Hämorrhoiden leiden, so hängen diese wie pralle Trauben aus dem After. Auf Reisen nicht vergessen!

16. Ambra – Pottwalausscheidung

Das Schlafmittel unserer Zeit infolge nervöser Erschöpfung, infolge von Nervenzerrüttung nach Kummer und Geschäftssorgen. Trotz Müdigkeit schlafen Sie nicht ein, weil die familiären oder beruflichen Sorgen Sie wachhalten, die grübelnden Gedanken sich im Kreise drehen und Sie keinen Ausweg finden. Tagsüber entgleitet Ihnen beim Reden der rote Faden Ihrer Gedankengänge und Sie erröten verlegen. Manche Menschen fühlen sich so beengt, daß sie ihre Sorgen mit Asthma beantworten.

17. Ammonium bromatum – Ammonbromat

Bei Erkrankungen der Atmungsorgane. Trockener, wunder, brennender Husten im Rachen und hinter dem Brustbein, der sich im warmen Zimmer, im Bett und um drei bis vier Uhr morgens verschlimmert.

18. Ammonium carbonicum – Ammoniak

Diese Substanz fällt im Körper als Stoffwechselprodukt an und wird als Harnstoff ausgeschieden. Arzneilich wird sie wie *Ammonium bromatum* angewandt, nur sitzt das Hustensekret tief unten in den Bronchien und will sich nicht lösen. Hustenstöße, Herz, Kreislauf und Allgemeinzustand werden immer schwächer.

19. Anacardium – Tintennüsse

Eine tiefgreifende Arznei, die nicht nur Magengeschwüre heilt, sondern auch geschwürige Gemüter und Geister (z. B. Schizophrenie). Kinder spucken, beißen, kratzen, schlagen und fluchen heftig wie unberechenbare Erwachsene. Geschwür und Gemüt verschlimmern sich nachts, nüchtern und lindern sich durch Nahrungsaufnahme. Nach zwei

Stunden kehren die Beschwerden wieder und sitzen wie ein Pflock im Kopf, in der Brust, im Magen, im Kreuz, im After. Eine bewährte Anwendung ist das Sodbrennen bei nüchternem Magen in der Schwangerschaft.

20. Antimonium crudum – Grauspießglanz

Eine Arznei für Haut und Schleimhäute und für die Folgen von Kaltbaden bei heißem Wetter und von Überessen, die sich an den Schleimhäuten austoben. Kinder sind eher rundlich, eher fett, wohlgenährt, vertragen keine sauren Sachen und schrubben morgens ihre dickweiß-belegte Zunge mit der Zahnbürste blank. Sie sind äußerst mürrisch und übelgelaunt, wollen weder angesehen noch angerührt werden. Erwachsene sind ähnliche rüpelhafte Genießer, die keine Freude aufkommen lassen. Nach dem Genuß, besonders nach Saurem, wonach sie verlangen, lassen sie in alle Richtungen Luft ab. Ruhe, Liegen und frische Luft lindern ihr Gemüt. – Bewährte Anwendung bei Windpocken.

21. Apis – Honigbiene

Wenn die Biene sticht, empfinden wir einen heftig brennenden, stechenden Schmerz, die Haut schwillt hellrot an, die Schwellung ist trocken-heiß, sehr berührungsempfindlich und eine kalte Auflage lindert. So erleben wir auch die Entzündung an Haut, Schleimhäuten und an den Häuten der inneren Organe, sei es Mückenstich, Abszeß, Mandelentzündung, Rippenfellentzündung, Blinddarm-, oder Eierstockentzündung, die – meist nach *Aconit* und *Belladonna* – dieser Arznei bedarf. Der Fiebernde ist ungewöhnlicherweise praktisch durstlos, ruhelos und benommen.

22. Argentum nitricum – Salpetersaures Silber

Der Mensch, der *Argentum* braucht, ist hager, schlank, blaß, hektisch, nervös-zittrig, überempfindlich, ängstlich, schwach und depressiv. Unruhige Angst beherrscht sein Wesen bei allem, was ihm bevorsteht, bei jedem Ereignis, bei jeder Begegnung, bei jeder Prüfung. Das Herz zerspringt, so daß er es festhalten muß. Der Magen krampft, bläht sich wie eine Trommel, besonders nach Süßigkeiten, die er gerne nascht und nach Ärger und Aufregung, die er hinunterschluckt bis das Magengeschwür plagt. Der Darm krampft und kollert und die Blase drückt, weil alles „in die Hose geht" – Durchfall und Harndrang – wie sein Erfolgsstreben. Seine Lebenssituation ist ihm zu eng wie der Gürtel an der Hose, die Räume, die Straßen (Platzangst). Sein Erfolgsstreben ist zu hoch, es wird ihm schwindelig und taumelig wie auf der Höhe des Berges, des Turms, der Brücke – und es zieht ihn in die Tiefe. Trotzdem rast er, wie von der Peitsche getrieben, stolpernd durch sein Leben, durch die Straßen, von Konferenz zu Konferenz, als vergehe die Zeit zu schnell. Die Arznei deckt die wahre Intelligenz dieses Menschen auf, die Angst, Ärger, Unsicherheit und Unrast verdecken.

23. Arnica – Bergwohlverleih

Wieder gibt uns der Volksname wertvolle Hinweise. Was kann nicht alles geschehen, wenn ich mich in den Bergen aufhalte oder gar bergsteige: Verletzungen jeder Art, und die Arznei wächst nebendran, die mir „Wohl" verleihen wird. Erstes Mittel bei Verletzungen jeder Art, äußerlich oder innerlich, offen oder geschlossen – nicht nur in den Bergen. Denken Sie daran, auch das Zahnziehen ist eine Verletzung, die Geburt, die Gehirnerschütterung, die Verstauchung, die Operation, der Schlaganfall, der Herzinfarkt, die Überanstrengung. Jeder Verletzte wird weich gebettet, wird transportiert, wird fortbewegt, obwohl er selbst nicht fortbewegt werden möchte! So ist der Verletzte voller Unruhe, bewegt sich ständig im Bett, so gut er kann, möchte sich bewegen und kann nicht, will seine Ruhe und lehnt Hilfe ab. Alles ist zu hart, zu eng, zu belastend, jede Lage – auch seine Lebenslage. Geben Sie einmalig eine Gabe vor zu erwartenden Verletzungen oder nach Verletzungen.

24. Arsenicum album – Arsenige Säure

Das Erscheinungsbild des Arsen-Bedürftigen ist das eines Vergehenden, eines Schwindenden, das eines leidenden und doch gütigen Jesu am Kreuz. Das blasse abgekämpfte, totenmaskenähnliche und doch feine, zarte, intelligente Gesicht ist mit kaltem, klebrigen Schweiß überdeckt. Der trockene Mund verlangt nach kleinen Befeuchtungen mit kühlem

Wasser. Sei es nun bei der ihn leicht beherrschenden Angst vor Ereignissen, beim Ärger über vernachlässigte, pedantische Ordnung, beim Asthmaanfall nach Mitternacht, beim brennenden Herzschmerz, beim Sonnenbrand, beim Sonnenstich, beim Durchfall infolge Nahrungsmittelvergiftung zu Hause oder auf Reisen oder bei der Ohnmacht. – Bewährte Anwendung bei Fließschnupfen und Heuschnupfen, die sich in der frischen, kühlen Luft verschlimmern.

25. Aurum – Gold

Diese Arznei ist für jede Färbung der Schwermütigkeit. Dieser schwermütige Mensch muß in seinem Leben mit Gold, Geld und Macht zu tun gehabt haben, bevor das Schicksal ihn durch die Brille der Melancholie betrachtete. Druck wie ein Elefantenfuß – aber aus Gold – belastet sein Herz und sein Leben, nachdem er mit Ellbogengewalt die Leiter des Erfolges und der mächtigen Beherrschung anderer hinaufkletterte, um oben zu erkennen, daß er alleine und verlassen ist. Ein eher rundlicher, untersetzter, kurzatmiger Mensch mit hochrotem Gesicht, mit hohem Blutdruck, mit verfetteter Leber, mit drohendem Herzinfarkt, mit drohendem Schlaganfall. Seine eventuellen Äußerungen über Selbstmord muß man ernst nehmen!

26. Bang – Nosode

Gewonnen aus den Krankheitsprodukten einer Lebensmittelvergiftung, der Brucellose, einer Infektionskrankheit durch Tiere übertragen (z. B. Malta-Fieber). Wird bewährt verabreicht bei Neigung zu Fehlgeburten.

27. Barium carbonicum – Bariumcarbonat

Bewährte Anwendung bei Mumps, wenn die Schwellung der Ohrspeicheldrüsen länger als eine Woche anhält und bei Scharlach, wenn die Lymphdrüsen nach der Erkrankung groß und hart bleiben.

28. Belladonna – Tollkirsche

Eine große und vielbenutzte Arznei. Die Tollkirsche ist kräftig rot, glänzt prall wäßrig und gedeiht in der Wärme. So ist sie als Arznei wirksam für Menschen und Störungen, die rot erscheinen, prall wäßrig glänzen und sich auf Wärme lindern. Die Entzündung verdeutlicht dies am besten, ganz gleich an welchem Organ. Hinzu kommt ihre Wirkung auf das Blut und die Gefäße, so daß die Entzündung wellenartig pocht, Schmerzen krampfen wellenartig und pulsieren, wobei sich Krämpfe im Bauchbereich durch Strecken und Rückbeugen des Körpers bessern. Ihre Wirkung auf das Gehirn ruft – als Nachtschattengewächs – nächtliche Gespensterwesen hervor, die den Kinderschlaf erschrecken und ihn heilen. – Bewährte Anwendung bei Gichtanfall, wenn Wärme den Schmerzanfall lindert.

29. Bellis perennis – Gänseblümchen (Maßliebchen)

Wer nicht mit Maßen liebt und Spuren seiner Leidenschaft auf der Haut des Partners hinterläßt, braucht das Maßliebchen, um diese Spuren zu heilen. – Bewährte Anwendung bei Schürfwunden und Quetschungen der Haut. Diese heilen ohne Spuren und Narben ab.

30. Berberis aquifolia – Sauerdorn

Wird als Drainage, zur Giftausleitung, benutzt; bei Nieren- und Gallebeschwerden mit Solidago gemischt.

31. Borax – Borverbindung

Bewährte Anwendung bei Mundfäule durch Pilzbefall und bei Candida-Pilzbefall der Scheide.

32. Bovista – Bovist

Der Bovist ist ein aufgeblasener Pilz und wächst in unseren Wiesen. Wenn wir ihn verletzen, ergießt sich aus ihm eine dunkle Wolke von Sporen. Als Arznei wirkt er bei dunklen Perioden-Zwischenblutungen und bei zu starker, dunkler Periodenblutung.

33. Bromum – Brom

Bewährte Anwendung bei trockenem Husten, auch Keuchhusten, der sich in der Wärme und beim Niederlegen verschlimmert; bei Asthma, das sich auf der See eindeutig bessert; bei Schilddrüsenüberfunktion mit schleimigem Reizhüsteln im Warmen mit Linderung durch kleine Schlucke kalten Wassers.

34. Bryonia – Zaunrübe

Wer Bryonia braucht, ist klein, rundlich, rot, kräftig und heftig wie sein Ärger, sein Zorn, heftig wie der hineinschießende Hexenschuß, so daß die Galle überläuft. Wie auch bei den Entzündungen schmerzt die geringste Bewegung, wobei kräftiger Druck und milde Kühle bessern. Der Husten ist trocken, hackig, schlimmer beim Übergang ins Warme, besser durch Kühle, durch frische Luft. Zusammen mit *Phosphor* beugt sie der Lungenentzündung vor.

35. Cactus – Königin der Nacht

Bewährte Anwendung bei Angina pectoris, bei Herzdruck, als sei das Herz von einer Faust umklammert.

36. Calcium carbonicum – Kalk der Austernschale

Prall, rundlich, rosig, liebreizend und hilflos ist der Mensch, der Kalk zur Stütze seines Lebens braucht. Deshalb ist es die erste Arznei des Neugeborenen. – Zusätzliche Anwendung bei übermäßigen Periodenblutungen zusammen mit *Kalium carbonicum.*

37. Calcium phosphoricum – Phosphorsaurer Kalk

Dies sind die schlanken, blassen, ernsthaften Kinder und jungen Menschen mit überschüßigem Bewegungsdrang. Infolge der raschen geistigen Ermüdbarkeit leiden sie unter Kopfschmerz gegen Ende des Schulunterrichts. Dabei schmerzen die Knochennähte des Hinterkopfs, und es herrscht dort ein Gefühl, als ob ein Eisbeutel aufläge. Die Wirbelsäule ist verbogen und schwach (Morbus Scheuermann). Der Kopf ist zu schwer für sie; so daß sie ihn in der Schulbank und am

Mittagstisch aufstützen. Das Mittagessen, in dem sie eher herumstochern, lindert ihre Schmerzen. Danach verlangen sie nach einem warmen Bett. Dieser Kalk stärkt ihr Stützgewebe und ihre Hirnfunktion.

38. Calculi biliaris – Gallenstein

Bewährte Anwendung als zusätzliche Behandlung bei Gallensteinleiden.

39. Calculi renalis – Nierenstein

Bewährte Anwendung als zusätzliche Behandlung bei Nierensteinleiden.

40. Calendula – Ringelblume

Bewährte Anwendung bei Rißwunden durch Stacheldraht oder durch Hundebisse.

41. Camphora – Kampfer

Bewährte Arznei bei Ohnmacht. In kürzester Zeit verzieht der Ohnmächtige seine Gesichtszüge und kehrt zum Bewußtsein seiner Umwelt zurück. Durch ihre kreislaufanregende Wirkung dient sie während der feuchten, kalten Jahreszeit zur Grippevorbeugung. Vor allem kälteempfindliche Menschen werden durch die angenehm erwärmende Wirkung gegen Unterkühlung geschützt.

42. Cantharis – Spanische Fliege

Wo die Fliege sticht, entsteht eine mit Gewebswasser gefüllte, heftig brennende Blase. So ist sie als Arznei geeignet bei brennenden Schmerzen wie Verbrennung zweiten Grades, bläschenförmige Sonnenallergie, blasiger Sonnenbrand und bei Erkrankungen der Blase mit heftigem brennenden und drückenden Schmerz bis zur Niere.

43. Capsicum – Spanischer Pfeffer

Beim Pfeffer brennen alle Schmerzempfindungen, sei es die Zungenspitze, das Sodbrennen und oder die Hämorrhoiden. In unserer bewährten Anwendung brennt vor allem das Heimweh bei den schüchternen, rotwangigen, schlaffen Kindern während der ersten Ferien fern der Familie. Ihr Heimweh ist untröstlich, sie klagen über unzusammenhängende Beschwerden, unterdrücken das Weinen und verweigern die Nahrung.

44. Carbo vegetabilis – Holzkohle

Wenn die Holzkohle in ihrer brennend heißen Glut dahinglimmt, braucht sie sehr viel Zufuhr frischer Luft, um ihre Flammen zu entfachen. Als Arznei wirkt sie beim erschöpften Menschen, durch geistige Überanstrengung oder chronische Krankheit verzehrt. Das Blut stockt durch mangelnden Sauerstoff und die abhängigen Partien des Körpers werden bläulich-rot. Die Stoffwechselverbrennung stockt, die aufgenommene Nahrung gärt und bläht den Oberbauch, der mit Beklemmung zum Halse drückt. Die Atmung stockt, und der Asthmatiker hat Angst, zu Bett zu gehen wegen mangelnder Luft. Der Kreislauf stockt bis zur Ohnmacht, doch ohne Bewußtseinsverlust. Der Ohnmächtige wie der sterbende, vergehende Mensch hört alles und reagiert auf nichts! Mit dieser Arznei und mit Zufuhr frischer Luft blühen die Lebensgeister wieder auf oder noch einmal auf.

45. Carduus – Mariendistel

Sie gehört mit *Chelidonium* und *Taraxacum* zu den Drainagemitteln, den Giftausleitungsarzneien, bei Leber- und Galleerkrankungen. Der Patient ist kräftig, rot, rundlich und gestaut.

46. Caulophyllum – Blauer Hahnenfuß

Bewährte Anwendung zur Entspannung der Beckenmuskulatur der Schwangeren und Gebärenden.

47. Causticum – Ätzkalk

Aus dem Volksnamen ist der brennende, ätzende, wunde Charakter des Schmerzes abzuleiten. Erst mit Wasser und Luftzufuhr reagiert der *Ätzkalk*. So ist auch der *Causticum*-bedürftige Mensch ein trockenes Wesen, dessen Beschwerden sich durch Feuchtigkeit bessern. Seinen trockenen, heiseren Husten hinterm Brustbein, bei dem der Harn wegspritzt, lindert frische Luft und ein Schluck kalten Wassers. Verständlicherweise lindert es ätzenden Sonnenbrand und ätzende Verbrennungen. – Bewährte Anwendungen bei Harnverhaltung nach Operation und Geburt, bei Bettnässen und beim grauen Star.

48. Cepa – Küchenzwiebel

Wenn wir in unserer Küche Zwiebeln schneiden, tropft uns bald die Nase, die Augen brennen und tränen, so daß wir das Fenster weit öffnen. Als Arznei ist sie somit heilend bei Fließschnupfen und Heuschnupfen mit mildem Nasenfluß und wundem Tränenfluß, die sich im warmen Zimmer verschlimmern und draußen bessern.

49. Chamomilla – Kamille

Wer vermutet schon, daß in der unscheinbaren Kamille sich derart heftige und heilende Kräfte verbergen. Erst durch die homöopathische Aufschließung werden sie zutage gefördert. Fieber, Ärger, Zorn, Krämpfe und Schmerzen zeigen ihre Eigenart in unbändiger Heftigkeit, Überempfindlichkeit, Übererregbarkeit und Überreiztheit. Die kleinste Kränkung, den geringsten Widerspruch, den leichtesten Schmerz beantworten *Chamomilla*-bedürftige Menschen mit zorniger, wütender Erregung. Sie sind von hitzigem Temperament, der Hitze unverträglich, wissen im Zorn nicht, was sie tun und wollen, sind schwer zu trösten, und nur eine kalte Dusche kann ihren Ärger besänftigen. Kinder im Fieber, im Zorn, mit Zahnschmerzen, mit Nabelkoliken sind nervös gereizt, verdrießlich, unerträglich hitzig mit feucht-heißer Schädeldecke, meist eine Wange rot, die andere blaß, schreien untröstlich, wenn ungeachtet, schrill und unmotiviert durch die Gegend, tags und nachts. Kein Spielzeug, kein Bilderbuch, kein Geschichten-Erzählen kann ablenken vom Wunsch, auf dem Arm getragen zu werden. Doch lange besänftigt das Herumtragen nicht. Der nächste Wutanfall will das, will jenes, wobei Spielzeug, Bilderbuch und erzählte Geschichte in eine Ecke fliegen und wieder hervorgeholt werden müssen. Ein familiendramatischer Teufelskreis. – Bewährte Anwendung bei unerträglichen Geburtswehen und Periodenschmerzen, die in die Oberschenkel ausstrahlen.

50. Chelidonium – Schöllkraut

Wieder eine Drainage, eine Giftausleitungsarznei mit heilender Wirkung auf die Galle. Im Gegensatz zu *Carduus* ist dieser Galle-Mensch eher blaß, schlank und in seiner Erkrankung bedauernswert. Ein Druckgefühl am rechten Rippenbogen zieht sich zum Magen und/oder zum Rücken und zum rechten Schulterblatt hinauf, wobei Gegendruck mit der Hand, Krümmen des Leibes, eine feuchtwarme Auflage und ein warmes Getränk lindern. Zusammen mit *Colocynthis* hat es sich als „Gallenkoliktropfen“ bewährt.

51. China – Chinabaum

Bewährte Indikation bei Erschöpfungszuständen infolge Säfteverlust des Körpers, seien es Schweiß, Periodenblut, Brustmilch, Durchfall oder eine langwierige Operation.

52. Cholesterinum – Cholesterin

Homöopathisch aufbereitetes menschliches Cholesterin verwenden wir vor allem bei Cholesterin-Gallesteinen bzw. zur Vermeidung ihrer Ausbildung bei krankhaftem Cholesterin-Laborbefund.

53. Cimicifuga – Wanzenkraut (Frauenkraut)

Gelenks- und Muskelrheuma, Perioden- und Wadenkrämpfe, Wechseljahre und innere Unruhe sind die Auslöser eines Hinterkopfschmerzes, der eher Frauen befällt. Der krampfartige Schmerz beginnt im steifen Nacken, zieht neuralgisch über die Schädeldecke und Augen bis in die Wangen und Unterkiefer. Die Leidende hat das Gefühl, als öffne und schließe sich die Schädeldecke. Sie schließt dabei die Fenster und hält den Kopf warm. Von innerer Unruhe geplagt, seufzt sie ängstlich, denn sie glaubt, nicht mehr gesund zu werden. Dabei überfällt uns ein Redeschwall mit sehr wechselhaften Inhalten.

54. Cina – Wurmkraut

Bewährte Anwendung bei Wurmbefall. Kinder neigen zu Bauchkrämpfen und zum Schielen. Sie sind sehr hampelig, ständig in Bewegung, zupfen an der Nase, an der Lippe und kratzen sich am Po.

55. Cinnabaris – Zinnober

Bewährte Anwendung bei Katarrhen der Nasennebenhöhlen, eher chronischer Natur. Es bringt die vertrocknete Absonderung wieder in Gang und beseitigt die begleitenden Stirnkopfschmerzen.

56. Clematis – Aufrechte Waldrebe

Bewährte Anwendung im Wochenbett bei krampfendem Schmerz der Mutterbänder. Sie ist auch sonst eine große Arznei mit heilender Beziehung zur Haut, zur Schleimhaut, zu allen Drüsen und zu den Hoden mit entzündlichen Reizungen.

57. Cocculus – Kockelskörner

Schwächliche, bläßliche und schlanke, empfindliche Menschen sind besonders geneigt, rasch zu erschöpfen, nicht zuletzt durch die zeitlichen, administrativen und sozialen Überforderungen unserer etablierten Gesellschaftsordnung. Verwirrung des Kopfes mit Dusseligkeit, Schusseligkeit und Schwindel besonders am Morgen nach dem Erwachen. Der Schwindel kann nach Übernächtigung und bei Reisen so stark werden, daß sich Übelkeit und Erbrechen zugesellen. Liegen und Ruhe lindern die Beschwerden.

58. Coccus cacti – Cochenilleläuse

Bewährte Anwendung bei attackenartigem, allmorgendlichem Würgehusten mit zähsträhnigem, fadenziehendem, klumpigem Auswurf bei Grippe, Raucherbronchitis und Keuchhusten. Weiterhin bei periodisch wiederkehrenden chronischen Nierenentzündungen. Die Beschwerden verschlimmern sich morgens nach dem Erwachen und in Wärme, lindern sich in kühler Luft, durch Ruhe und durch einen Schluck kalten Wassers.

59. Coffea – Kaffeestrauch

Geistesarbeiter und kreativ tätige Menschen sind nervös, hektisch, schlank, schusselig und heitere, witzige Teetrinker. Sie kennen den Zustand angenehmen Wachseins im Bett, wenn Sie sich eigentlich zum Schlafen legen wollten. Viele angenehme, anregende Gedanken strömen ein. Wenn Sie nicht zu müde wären, würden Sie sich erheben, Blatt und Schreibzeug zur Hand nehmen, um Ihre Denkmodelle aufzuzeichnen. Nachtmenschen sind besonders empfänglich für solche Wachzustände. Auch Kaffeetrinker dürfen diese Arznei probieren, reagieren jedoch besser auf *Thea.* – Bewährte Anwendung für die schmerzhaftesten, quälendsten Krampfwehen, wenn die Gebärende aus Freude über das Geschehen in ihrem seelischen Gefüge heftigst erregt ist, wie auch bei Krampfkopfschmerz und Weinen bei freudigen Anlässen.

60. Colchicum – Herbstzeitlose

Für rheumatisch-gichtige Menschen, die den Herbst mit seinem feuchtkalten Wetter wegen der Verschlimmerung ihrer Beschwerden verabscheuen. Auch die Verdauungswege sind betroffen mit Brechübelkeit durch eine auffallende Geruchsüberempfindlichkeit gegen Speise- und Küchengerüche. Schwangere überfällt häufig diese Auffälligkeit zu Beginn ihrer neuen Umstände. Sie leiden unter heftigen Magenschmerzen, Erbrechen und Durchfall, frösteln dabei, so daß Wärme und Ruhe lindern.

61. Collinsonia – Steinwurzel

Bewährte Anwendung bei Stauung mit Krampfadern an den Beinen, an den Schamlippen oder den Hoden, mit Hämorrhoiden und trockener Stuhlverstopfung. In der Schwangerschaft bewährt, wenn diese Erscheinungen erstmalig auftreten.

62. Colocynthis – Koloquinte (Bittergurke)

Eine starke Arznei für heftig stechende und krampfende Schmerzen. Milde warme Auflagen, Gegendruck mit der Faust, Zusammenkrümmen des Leibes und Ruhelage lindern alle Beschwerden. Bewährt für leicht reizbare, aufbrausende, jähzornige Menschen, die infolge Ärgers und Aufregung von Magen- und Gallenkoliken überfallen werden; für reizbare Kinder mit Nabelkoliken; für Hexenschuß mit messerscharfem Schmerz bei Bewegung; für Nieren- und Periodenkrämpfe. Entscheidend ist die Qualität des Schmerzes und seine verändernden Begleitumstände.

63. Conium – Schierling

Durch *Sokrates* ist *Conium* als Schierlingsbecher in das schlechte Gewissen der Menschheitsgeschichte eingegangen. Sie ist eine Arznei für ältere Menschen. Was *Sokrates* erleiden mußte, erleben sie als unerklärlichen Schwindel bei jeder Lageänderung. Im Liegen fühlen sie sich wohl. Sobald sie sich bewegen, sich erheben, den Kopf, den Körper umdrehen, schwankt ihr Kopf und die Umwelt dreht sich mit ihnen. Sie ist besonders wirksam, wenn es sich um kräftige rote Menschen handelt, die ihre sexuellen Gelüste auch im Alter nicht verbergen können. Sie drücken sich jedoch eher im Wollen als im Können aus. – Bewährte Anwendung bei Prostataknoten.

64. Crocus – Safran

Sie ist die weibliche Schwester zum männlichen *Conium*, zumindest was deren Geilheit betrifft. Bewährte Anwendung für heftige, kräftige, rote pubertierende Mädchen und klimakterischen Frauen mit dunklen, zähen, klumpigen, perlschnurartigen Blutungen aus Nase und Scheide.

65. Crotalus – Klapperschlange

Alle Schlangengifte verdünnen das Blut. So erscheinen in der Arzneiprüfung dunkle, flüssige Blutungen im Auge (Netzhautblutung) und aus allen Körperöffnungen. Als Arznei heilt sie besonders solche Blutungen, die periodisch (z. B. jährlich im Frühjahr), morgens beim Erwachen und bei feuchtwarmem Wetter auftreten.

66. Cuprum – Kupfer

Der *Kupfer*-bedürftige Mensch leidet vorwiegend an Krämpfen und Verkrampfungen in allen Gebieten seines Körpers, ungeachtet seiner

Grunderkrankung, sei es Epilepsie oder Fieberkrämpfe, Hustenkrampf oder Keuchhusten, Magen-, Nabel- oder Darmkolik, Zuckungen oder Krämpfe der Muskeln. Entscheidend ist das blaße, zum Teil bläuliche Aussehen des Leidenden und die Kälte und Blässe seiner Gliedmaßen. Auch das Neugeborene kann nach einer schweren Geburt so aussehen und erhält als bewährte Anwendung eine Hochpotenz *Kupfer*, um seinen Sauerstoffhaushalt gleich günstig zu beeinflussen.

67. Cuprum aceticum – Grünspan

In der Heftigkeit der Krämpfe überbietet diese Arznei das metallische *Kupfer*. – Bewährte Anwendung bei Wadenkrämpfen in der Schwangerschaft.

68. Cuprum arsenicosum – Kupferarsenit

Bewährte Anwendung bei schweren nächtlichen Wadenkrämpfen, vor allem bei Diabetes (Durchblutungsstörungen der Beine) und bei chronischer Nierenzerstörung (Nephrose).

69. Cuprum oxydatum nigrum – schwarzes Kupferoxyd

Bewährte Anwendung bei Wurmerkrankungen, wenn *Spigelia* und *Cina* nicht helfen konnten.

70. Cypripedium – Frauenschuh

Ein erfrischender Balsam für den gestörten Schlaf unserer Kinder (und den der restlichen Familie). Diese Kinder sind tags unruhig und nervös, nachts jedoch wohlgelaunt, ja lustig erwachend und zum Spielen auffordernd.

71. Drosera – Sonnentau

Bewährte Arznei für den trockenen, krampfartigen, nächtlichen Brechhusten und Keuchhusten mit stechenden Schmerzen in der Brust, so daß sie mit beiden Händen festgehalten werden muß.

72. Dulcamara – Bittersüß

Plötzliche Wetterumschläge von Wärme zu Kälte im Sommer und Herbst, feuchtkalte Wetterlage sind die Auslöser für Rheuma und Erkältung. Manche Menschen brauchen sich nur auf einen kalten Stein oder auf einen kühlen Stuhl zu setzen und unterkühlen sich sofort die Blase. Das sind die Menschen, denen wir beim Spaziergang oder im Straßencafé mit einem klappbaren Sitzkissen begegnen. *Dulcamara* wird deren ständiger Begleiter.

73. Echinacea – Sonnenhut (Kegelblume)

Bewährte Anwendung bei allen Arten von Entzündungen, Fieber, schlecht heilenden Wunden und allgemeiner Abwehrschwäche, insbesondere im Wochenbett bei Fieber und Brustentzündung. Sie wird zusätzlich zur passenden Arznei gegeben.

74. Equisetum – Zinnkraut

Bewährte Anwendung bei Bettnässen, da *Zinnkraut* eine starke Wirkung auf die Harnwege ausübt.

75. Eupatorium – Wasserhanf

Sommers wie winters ereilt uns die rheumatische fieberhafte Grippe mit reißenden Schmerzen in Muskeln, Gelenken und Knochen. Der ganze Körper ist wie zerschlagen.

76. Euphorbium – Wolfsmilch

Bewährte Anwendung beim Heuschnupfen und Heuasthma. Alle Schleimhäute jucken und brennen in Auge, Nase und Bronchien. Bei raschem Einsatz zu Beginn der ersten Erscheinungen hilft sie rasch.

77. Euphrasia – Augentrost

Die Beziehung dieser Arznei zu den Augen ergibt sich aus ihrem Volksnamen. Von der leichten Bindehautentzündung bis zur brennenden Lidrandentzündung mit scharfen Tränen und mildem Nasenfluß reicht ihre Wirkungsbreite.

78. Ferrum metallicum – Eisen

Bewährte Anwendung bei Entzündung des rechten Schultergelenks. Die Schmerzen pulsieren wellenartig und sind nachts beträchtlich schlimmer. Der Betroffene muß aufstehen, herumgehen, den Arm bewegen und kühlen, was kurzzeitig Linderung verschafft. *Ferrum* ist aber auch eine tiefgreifende Arznei für bleichsüchtige Mädchen und junge Frauen, deren Willenskraft noch ungestaltet ist und die allzu leicht erröten.

79. Ferrum phosphoricum – Eisenphosphat

Bewährte Anwendung bei Entzündung des linken Schultergelenks. Die Schmerzen und Verhaltensweisen des Betroffenen sind die gleichen wie bei *Ferrum* beschrieben. Das *Phosphat* findet jedoch eine breitere Anwendung in der Homöopathie: beim Bettnässen, beim Nasenbluten, bei der Schilddrüsenüberfunktion mit stürmischem Herzklopfen, beim Sommerdurchfall ohne erdenkliche Ursache, bei der akuten Mittelohrentzündung und der akuten Nierenentzündung mit Blutspuren im Urin. Die auffallendste Eigenart zeigt sich beim Fieber: Trotz hoher Temperatur ist der Erkrankte nicht benommen und apathisch, sondern sitzt im Bett und liest, während Kinder ihren üblichen Tagesbeschäftigungen nachgehen und den Ermahnungen der besorgten Mütter eigenwillig widerstehen.

80. Ferrum picrinicum – Eisenpikrat

Bewährte Anwendung bei Prostata-Vergrößerung, nach *Sabal* einzunehmen.

81. Fucus vesiculosus – Blasentang

Bewährte jodhaltige Arznei für den eher fettleibigen Schilddrüsenpatient mit „Blähhals“, den ewig Hungrigen, der sich mit bewundernswerter Größe das Fasten abringt und trotzdem kaum ein Gramm an Gewicht verliert.

82. Galphimia – „Palo del muerto"

Bewährt zur vorbeugenden Behandlung des Heuschnupfens ab April. Ihre Wirksamkeit liegt in einer allmählichen Abnahme der allergischen Neigung begründet.

83. Gelsemium – Wilder Jasmin

Nerven und Blutgefäße sind die hauptsächliche Wirkungsrichtung dieser Arznei, wobei sich ein charakteristischer krampfartiger Schmerz durch alle Beschwerdebilder zieht. So beim krampfartigen Hinterkopfschmerz mit und ohne Sommergrippe, bei krampfartigen Geburtswehen oder bei aufkommender Angst vor Ereignissen und Prüfungen und bei Ärger nach Ereignissen mit Krampf, Lähmigkeit und Zittrigkeit. Der Mensch dahinter ist eher rundlich und sein Gesicht verfärbt sich kräftig rot bei allen Störungen, weil ihm das Blut zum Herzen und zum Gesicht schießt. Beim Nachlassen der Verkrampfungen ergießt sich eine Harnflut mit wasserklarem Urin.

84. Glonoinum – Nitroglycerin (Dynamit)

Der Name dieser Arznei beinhaltet eine heftige Dynamik. Das Blutsystem wallt zum Herzen, zum Kopf, beengt, bedrückt, sei es bei der Blutdruckkrise, bei Angina pectoris. Wein und Sommerhitze verschlimmern diesen Zustand oder lösen ihn aus.

85. Graphites – Graphit (Reißblei)

Bewährte Anwendung bei Magenschmerzen zusammen mit *Nux vomica*, wobei sich Heißhunger und brennender Krampf im Magen durch Essen lindert.

86. Hamamelis – Virginischer Zauberstrauch

Bewährte Arznei für Blutungen aus allen Körperöffnungen. Die Blutungen sind dunkelrot und fließen gleichmäßig passiv. Auch auf Krampfadern und Hämorrhoiden wirkt sie heilend ein, besonders bei Beschwerden durch feucht-warmes Wetter.

87. Hepar sulfuris – Kalkschwefelleber

Ein Gemisch von Austernschalen und Schwefelblumen. Als Arznei hat sie Beziehung zu Eiterungen der Haut und Schleimhäute. Sobald bei einer eitrigen Entzündung gelbe Eiterstippchen erscheinen, sei es nun beim Abszeß, auf der Wunde oder auf den Mandeln, ist *Hepar* angezeigt. Bei den äußerlich nicht sichtbaren Entzündungen wie Zahnfleischeiterung, Brustentzündung, Eierstocksentzündung oder Lymphdrüsen ist der pochende Schmerz und seine Linderung durch warme Auflagen entscheidend. Die Katarrhe der Schleimhäute zeigen eine dicke gelbe Absonderung, sind „reif" und riechen nach altem stinkendem Käse. Der Mensch hinter diesen Störungen ist dicklich, fröstelig, zornig, zugluftempfindlich und seine Beschwerden bessern sich bei feuchtem Wetter.

88. Herniaria – Kahles Bruchkraut (Tausendkorn)

Bewährte Anwendung als Stein-Kur zur Auflösung von Nierensteinen.

89. Hydrastis – Kanadische Gelbwurz

Sie hat eine tiefgreifende Wirkung auf alle Schleimhäute des Körpers, ganz gleich ob der Katarrh in der Nase, im Magen-Darm-Kanal oder in der Scheide sitzt. Die Absonderungen sind weißlich-gelb, zäh, fadenziehend und oftmals blutig. Kälte verschlimmert den Zustand. Bei Stuhlverstopfung trotz und durch Mißbrauch von Abführmitteln ist der Stuhl mit Schleimhautfetzen überzogen.

90. Hyoscyamus – Hexenkraut (Teufelskraut)

Große Gehirnreizung, krampfartige Beschwerden, Muskelzittern und Muskelzuckungen stehen im Vordergrund des Arzneibildes. Der alte, verkalkte, schwächliche Mensch schwätzt unaufhörlich, zeigt sich mißtrauisch und mißgünstig wie eine Hexe. Kinder sind ruhelos, schimpfen, beißen, spucken, schlagen und treten wie kleine Teufel. – Bewährte Anwendung beim trockenen Krampf- und Kitzelhusten vor allem beim Niederlegen und nachts, bei Kopfschmerz infolge Unfallschocks, beim

Schluckauf, bei der „blassen" Ohnmacht und bei gemütsverstimmter Reisekrankheit.

91. Hypericum – Johanniskraut

Wo Nerven gequetscht werden („Finger in der Tür"), gezerrt werden (Nacken-Schleudertrauma, Steißbein nach Geburt), verletzt und zerrissen werden (Zahnziehen), ist dies die bewährte Arznei.

92. Ignatia – Ignatiusbohne

Kopfschmerz, als ob ein Nagel in den Schädel eingehämmert würde, Übelkeit, Erbrechen und Krämpfe sind die Folgen von akutem Kummer wie Heimweh, Liebeskummer mit Eltern, Lehrern, Freunden; sind die Folgen von Tadel mit heftiger unbedachter Zurechtweisung. Der Ignatia-bedürftige „arme Schlucker" muß ewig seinen Kummer runterschlucken, bis Magengeschwüre aufblühen und muß selbst dann noch schlucken, wenn ihn eine Mandelentzündung plagt, weil Schlucken seinen Schmerz erleichtert. Kinder sind übersensibel, liebesbedürftig und leicht zu trösten, aber auch launenhaft, widersprüchlich und kapriziös. So vertragen sie bei Übelkeit eher schwer verdauliche Speisen als leicht verdauliche. Bei ihrem Kummer schlucken sie, seufzen sie, verlangen mal dies, mal jenes und erinnern uns in ihrem Verhalten gar oft an uns Erwachsene.

93. Influencinum – Grippevirus

Aus menschlichen Krankheitsstoffen gewonnene Arznei (Nosode), die sich zur vorbeugenden Behandlung der Erkältlichkeit bewährt hat.

94. Ipecacuanha – Brechwurz

Der Volksname verrät uns, daß diese Arznei etwas mit Erbrechen zu tun hat. In der Tat ist sie die bewährteste für Erbrechen jeglicher Art, beim Husten, beim Asthma, in der Schwangerschaft. Auch besteht eine Neigung zu hellroten, aktiven, gußweisen Blutungen aus allen Körperöffnungen, ebenso begleitet von Übelkeit und Brechreiz. Auffallend und entscheidend ist die saubere, nicht belegte, reine Zunge und die roten

Wangen. Das Erbrechen erleichtert nicht, so daß ein Erstickungshusten denkbar ist, obwohl grobe Rasselgeräusche der lockeren Bronchiensekrete hörbar sind. Der betroffene Mensch entrüstet sich heftig über sein Schicksal.

95. Iris – Schwertlilie

Übelkeit und saures Erbrechen stehen auch bei diesem Arzneibild im Vordergrund des Entspannungskopfschmerzes. Gerade wenn Sie sich am Wochenende einrichten wollen, um zu entspannen, überfällt Sie dieser krampfende Schmerz im Hinterkopf, der bis zu den Augen zieht. In der ersehnten Ruhe verschlimmert er sich, so daß Sie sich zwanghaft bewegen. Er wird auch „Sonntagsmigräne“ genannt.

96. Jalapa – Jalape

Eine Arznei für den Schlaf unserer Kinder. Tagsüber verhalten sie sich gelassen und ruhig wie ein braves Baby, lassen aber nachts unerklärliche, anhaltende Schreiattacken erbeben.

97. Kalium bichromicum – chromsaures Kali

Bewährte Anwendung bei chronischer Entzündung der Nebennasenhöhlen. Das Sekret ist dick, zäh, grünlich und läuft über die Rachenwand in den Schlund. Die Nase selbst ist trocken, verkrustet und gelegentlich geschwürig. Die Geschwüre sind wie ausgestanzt.

98. Kalium bromatum – Kaliumbromid

Eine bewährte Arznei für die Akne unserer Jugendlichen und für unsere nervösen Kinder mit fahrigen, fuchtelnden, hampeligen Bewegungen. Alle vier Gliedmaßen sind ständig in Aktion, Konzentration ist undenkbar. Kinder zerstören ihre Spiel- und Bastelarbeiten, Schulkinder krakseln ihre Schrift darnieder und Mütter verzweifeln.

99. Kalium carbonicum – Kaliumcarbonat

Bewährte Arznei bei Neigung zu Fehlgeburten und bei übermäßiger Periodenblutung. Dahinter steht ein Mensch mit Schwäche des Gehirns,

Schwäche des Herzens und Schwäche des Magens, mit Neigung zu Erkältungen und starkem Bedürfnis nach Wärme.

100. Kalium chloratum – Kaliumchlorid

Bewährt beim Schnupfen, wenn dieser eher stockt mit nur wenig weißlichem, wundmachendem Sekret beim Schneuzen und wenn die Nebenhöhlen, die Stirn, die Ohren zugefallen sind.

101. Kalium jodatum – Jodkali

Bewährt beim Schnupfen, wenn dieser ein gelbes, zähes, wundmachendes Sekret produziert und sich an der Nasenwurzel ein heftiger Druckschmerz äußert, besonders beim Vornüberbeugen des Kopfes.

102. Kalium phosphoricum – Kaliumphosphat

Bewährte Arznei für Menschen, die so nervös sind, daß sie schon beim morgendlichen Erwachen glauben, ihre Arbeit stehe wie ein unüberwindlicher Berg vor ihnen und meinen, ihre täglichen Aufgaben nicht zu schaffen.

103. Kalium sulfuricum – Kaliumsulfat

Bewährt beim Schnupfen, wenn sein Sekret weißlich-gelb, schleimig und mild ist. Er verschlimmert sich in der Wärme und am Abend. Wegen ihrer Milde wird diese Arznei auch „biochemische *Pulsatilla*“ genannt.

104. Kreosotum – Buchenholzteer

Bewährte Anwendung bei Zahnkaries, wenn die Zähne bereits beim Durchbrechen der Zahnleiste schwarz verfärbt sind. Außerdem im Wochenbett, wenn der Wochenfluß klumpig wird und aashaft stinkt.

105. Lac caninum – Hundemilch

Bewährte Arznei für stillende Mütter, wenn der Milcheinschuß ungenügend ist.

106. Lachesis – Buschmeisterschlange

Eine große Arznei für septische Entzündungen mit Blutvergiftung, sei es Abszeß, linksseitige Mandelentzündung, Venenentzündung, bei Blinddarmreizung, Eierstockschmerz oder beim Wochenbettfieber. Der Entzündungsherd erscheint, soweit sichtbar, blaurot, ist äußerst schmerzhaft bei Berührung und Wärme, kalte Auflagen bessern. Als bewährte Arznei hat sie sich beim Innenohrschwindel und beim Sonnenstich Lob verdient. Bei der Angina pectoris ist sie unentbehrlich. Alle Beschwerden verschlimmern sich beim Erwachen aus dem Schlaf heraus. So auch der Herzkrampf, wenn nachts die Schlangen sich um Herz und Atem schlingen. Dramatische Angst überfällt den Betroffenen mit Blutwallungen zur Brust, zum Gesicht mit Zusammenschnürung am Herzen und am Hals wie zum Ersticken. Deshalb ist sein Hemd oder ihre Bluse weit geöffnet, denn der Hals wie das Herz, die Taille und ihre Lebenslage vertragen keine Berührung. Mißtrauen, Mißgunst und gekränkte Eifersucht sind die eigentlichen Auslöser ihrer Beengung. Mit sprudelndem Redeschwall verschaffen sie sich Luft zum Durchatmen. Nur die Herzumklammerung, die septischen Entzündungen, die drohende Embolie verurteilen sie zu zwangsweiser Ruhe, in der sie trotz fröstelnder Ohnmachtsneigung keine Wärme vertragen.

107. Ledum – Wilder Rosmarin

Bewährte Anwendung bei Stichverletzung, sei es der Zahn des Hundes, der Stachel der Biene oder der Schnake, die Nadel der Spritze oder der Näherin.

108. Luesinum

Eine aus menschlichen Krankheitsstoffen gewonnene Arznei (Nosode), die bei unseren mathematikschwachen Schülern die logischen Denkfunktionen anregt.

109. Luffa – Kürbisschwämmchen

Bewährte Arznei für den Schnupfen, der als Stockschnupfen beginnt.

Auch als Nasentropfen erhältlich, insbesondere für den chronischen Stockschnupfen mit Stirnkopfschmerz anwendbar.

110. Lycopodium – Bärlapp

Bewährte Anwendung bei rechtsseitiger Mandelentzündung beim eher hageren, blassen, pingeligen Menschen.

111. Lycopus – Virginischer Wolfsfuß

Bewährte Anwendung bei Schilddrüsenüberfunktion, wenn abends nach dem Niederlegen ins Bett stürmische Herzreaktionen auftreten, wobei der Herzschlag fühlbar und hörbar pulsiert und wenn den Erkrankten dabei zittrige Unruhe ergreift.

112. Magnesium carbonicum – Magnesiumcarbonat

Bewährte Arznei für die Verstopfung mit Blähkoliken unserer Säuglinge, die mit Ersatzmilchprodukten ernährt werden.

113. Magnesium muriaticum – Magnesiumchlorid

Bewährte Arznei für die Verstopfung mit Blähkoliken unserer mutterbrustgenährten Kinder.

114. Magnesium phosphoricum – Magnesiumphosphat

Bewährte Anwendung bei Krämpfen in allen Bereichen des Körpers, sei es Schluckauf, Nabelkolik, Nierenkolik, Periodenkrämpfe oder Wadenkrämpfe. Entscheidend sind die begleitenden Umstände. Linderung durch warme Auflagen und durch Zusammenkrümmen des Leibes.

115. Mandragora – Alraune

Bewährte Arznei für Magendruck mit Sodbrennen, wobei die Magensäure spürbar in die Speiseröhre aufsteigt und beim Bücken in den Mund aufschwulkt. Die Beschwerden verschlimmern sich bei Genuß von

Milch, Kaffee, Alkohol und Tabak und lindern sich beim Zurückbeugen des Leibes.

116. Medorrhinum

Eine aus menschlichen Krankheitsprodukten gewonnene Arznei (Nosode), die sich, homöopathisch aufbereitet, bei der Windeldermatitis, beim Wundsein unserer Säuglinge bewährt hat.

117. Mephites – Stinktierdrüse

Eine bewährte Arznei für das nervöse Asthma des verzogenen Einzelkindes, das jeden Ärger, jede Angst, jeden nicht erfüllten Wunsch mit einer Asthmaattacke beantwortet.

118. Mercurius corrosivus – Sublimat

Bewährte klinische Anwendung bei der Mundfäule mit stinkendem Mundgeruch und bei der Eierstockentzündung mit starken nächtlichen Schweißen und mit Linderung durch kühle Auflagen.

119. Mercurius dulcis – Quecksilberchlorür

Bewährte Anwendung bei der chronischen Gallenblasenentzündung mit Druck und Wundgefühl unter dem rechten Rippenbogen.

120. Mercurius solubilis – Quecksilberchlorid

Eine sehr tiefgreifende Arznei für Entzündungen der Mandeln mit graugrünem Belag; der Zähne mit stinkendem Geruch; der Wunden mit eitrigem, übelriechendem Belag. Kühle lindert alle Beschwerden. – Bewährt für nächtliches Sodbrennen in der Schwangerschaft.

121. Mezereum – Seidelbast

Sehr bewährte Arznei bei der Gürtelrose. Die Schmerzen sind heftig, wellenartig bohrend und brennen wie verbrüht. Auch bei jahrelangen neuralgischen Nachwehen im Bereich der Gürtelrose zu empfehlen.

122. Millefolium – Schafgarbe

Hellrote, aktive Blutungen aus Wunden und aus den Schleimhäuten aller Organe wie Nase, Hämorrhoiden, Gebärmutter, Nieren und Blase. In der Schwangerschaft bewährt bei ziehenden, krampfenden Schmerzen entlang der Krampfadern.

123. Moschus – Bisamdrüse

Bewährte Arznei für die heute seltene Hirnentzündung nach Masern.

124. Myristica – Talgmuskatnußbaum

Diese Arznei nennen wir „homöopathisches Messer", weil sie eitrige Entzündungen der Haut wie Abszesse oder Umlauf über Nacht eröffnet, sofern sie reif und weich sind.

125. Natrium carbonicum – Natriumcarbonat

Bewährte Arznei für Kopfschmerzen nach Gehirnerschütterung oder Unfall auch noch nach vielen Jahren. Da sie einen Bezug zum Bindegewebe hat, hilft sie stärkend beim steten Umknicken in den Knöchelgelenken.

126. Natrium muriaticum – Kochsalz

Der sehr feinfühlige, tief leidende Mensch hat seine Beziehung zum Salz der Erde verloren. Seit er enttäuscht, gekränkt, gedemütigt wurde, zieht er sich schweigend zurück, seufzt und weint in der Stille. Wenn er nicht mehr weinen kann, seufzt er, verblaßt er und magert ab. Seit jener Kränkung ist er krank. Da begann die Trostlosigkeit und die ängstliche, in sich gekehrte Depression. Da begann aber auch das Heimweh, der Herpes, das Herzjagen, der Kropf, der Diabetes, die Durchfälle. Untröstlich ist seine Verlassenheit und seine Einsamkeit. Nur eine zähe Pingeligkeit, mit der er seinen Standpunkt verteidigt, erhält ihn am Leben.

127. Nux moschata – Muskatbaum

Bewährte Anwendung in der Schwangerschaft, wenn eine Blutung ähnlich der Periode auftritt.

128. Nux vomica – Brechnuß (Krähenauge)

Er ist der typische Manager mit seiner flachen psychischen Reizschwelle. Wir wissen, daß ein Manager nicht nur seinem wohlgeliebten Business-Streß, sondern auch ernährungstechnischem Streß ausgesetzt ist. Entsprechend toben sich in seinem Magen in besonderem Maße seelische und ernährungstechnische Schädlichkeiten aus. Er ißt unregelmäßig, zu viel oder zu wenig, liebt Feinschmeckereien, starken Kaffee, Alkohol und andere extraktreiche Getränke. Der Magen verdaut ungenügend, er klagt über ein Lastgefühl in der Magengegend, besonders in den ersten Stunden nach der Mahlzeit mit Überempfindlichkeit der äußeren Bauchwand, so daß der Gürtel geöffnet werden muß. Morgens klagt er über Brechreiz mit einer Brechneigung ohne Erfolg und über bitter-saures Aufstoßen. Der Stuhlgang ist mal durchfällig, mal verstopft. Ob Durchfall oder Verstopfung, geht er zur Toilette, so nimmt er sich eine Zeitung mit, und man sieht ihn für einige Zeit nicht mehr. Er drückt und preßt, und sein Stuhlgang ist meist von erfolglosem Drängen begleitet. Auch im Alltag ist er ein Mensch, der meist erfolglos drängt und deshalb so viel leisten muß, um überhaupt einen Erfolg im Leben zu haben. Der berufliche Erfolg kostet ihn genauso viel Anstrengung wie der Erfolg, etwas Stuhl hervorgebracht zu haben. Dieser Zustand macht ihn nervös, gereizt im täglichen Leben, aufbrausend, heftig und zänkisch bis zur Tätlichkeit. Er ärgert sich über Kleinigkeiten, streitet darüber, wird mißmutig, sauer und verbittert, ebenso wie der Geschmack seines Aufstoßens. So wie ihn der Hosengürtel beengt, so fühlt er sich in seiner Lebensqualität beengt, hervorgerufen durch seine Unsicherheit, Angst und Bangigkeit im geschäftlichen Leben. Diese überspielt er durch ablenkende Lebhaftigkeit und mit einer gehetzten Lebensweise, die dadurch unterbrochen wird, daß er gelegentlich seine Zeitung nimmt und von seiner Umwelt auf unbestimmte Zeit vermißt wird. – Bewährte Anwendung bei Kater, nach Narkose, bei Erkältung infolge von meteorologischem Durcheinander.

129. Okoubaka

Bewährte Anwendung bei allergischer Reaktion infolge Antibiotika-Behandlung oder Medikamenten-Einnahme, insbesondere in der Schwangerschaft.

130. Opium – Mohnsaft

Die meisten Ohnmächtigen sind leichenblaß im Gesicht. Der Opiumbedürftige ist von dunkelroter Gesichtsfarbe. Häufig tritt die Ohnmacht ein als Folge von Schreck und Schock. Der Ohnmächtige beim Schlaganfall zeigt die gleiche dunkelrote Erscheinung. Die Atmung ist unnatürlich, das Bett nicht hart genug. – Bewährte Anwendung bei Darmverschluß, auch nach Operation.

131. Petroleum – Steinöl

Unsere Autos und autobelebten Straßen stinken nach Benzin und der *Petroleum*-bedürftige Mensch ist überempfindlich gegen Tankstellen- und Benzingeruch. Übelkeit und Erbrechen folgen beim Fahren, wobei das Erbrochene aus dem Magen herausgewürgt wird. Eine Stunde vor Reiseantritt einzunehmen.

132. Petroselinum – Gartenpetersilie

Bewährte Arznei für die chronische Reizblase.

133. Phosphorus – Gelber Phosphor

Zart und empfindlich wie eine Mimose ist jener Mensch, dem *Phosphor* heilend zur Seite steht. Er ist einem Streichholz vergleichbar, blaß schlank und rank. Man findet es gewöhnlich nie alleine (Angst vor Alleinsein), sondern immer in Gesellschaft mit anderen, möglichst Gleichgesinnten. Zum Anzünden muß man es einzeln in die Hand nehmen (möchte individuell behandelt werden) und kräftig reiben (liebt überaus Berührung). Es zündet kräftig (Strohfeuerbegeisterung), aber erlischt rasch (rasche körperliche und geistige Erschöpfung). Dabei neigt sich sein Oberteil (gebückte Haltung, hängende schmale Schultern).

Man wirft es weg (es ist nichts mehr mit ihm anzufangen, er ist müde und will lange schlafen). Hier erleben wir wieder die symbolische Kraft unserer Arzneien und die tiefe Ähnlichkeit und Innerlichkeit unserer Arzneibilder mit der Wirklichkeit des Menschen. – *Phosphor* findet bewährte Anwendung bei hellen Blutungen, bei beginnender Lungenentzündung, bei Schwindel und bei Erschöpfung der Nerven.

134. Phytolacca – Kermesbeere

Bewährte Arznei bei Seitenstrangangina nach Mandelentfernung, wobei der Rachenring dunkelrot ist; bei harten Drüsenschwellungen, insbesondere der Brüste in der Schwangerschaft und im Wochenbett; bei Nachträufeln der Muttermilch nach Abstillen; nach Zahnziehen zur Vermeidung rheumatischer Herdstreuung.

135. Podophyllum – Maiapfel

Bewährte Anwendung bei heftig stinkendem, herausschießendem Durchfall, insbesondere bei unseren Kleinkindern während der Zahnung.

136. Pollen

Bewährte Vorbeugung bei Pollenallergie mit Heuschnupfen; wird in LM-Potenzen verabreicht.

137. Populus – Espe

Bewährte Arznei für Prostata-Vergrößerung, nach *Conium* einzunehmen. Die Harnröhre brennt gewöhnlich gegen Ende des Harnlassens.

138. Pulsatilla – Küchenschelle

Eine tiefgreifende Arznei für liebenswerte, anschmiegsame, ängstliche, leicht weinerliche, leicht tröstbare, wechselhafte, milde, eher rundlich-gestaute, eher weibliche Wesen. So mild wie ihr Wesen sind die Ausscheidungen, sei es beim Schnupfen, bei der Ohrenentzündung, oder beim Scheidenausfluß. Wechselhaft ist ihr Wesen wie ihre leiblilichen Störungen, die verschiedenartige Periode, oder die Nase blutet anstelle der fälligen Periode, der verschiedenartige Stuhlgang, das verschiedenartige Verlangen nach Wärme und Kälte. Sie ist ein gestautes Wesen, und so sind ihre Beine durch Krampfadern schwer, so ist das Becken gestaut vor der Periode, in der Schwangerschaft, im Wochenbett. So staut sich der Kopf und schmerzt bei gestauter, muffiger Luft im Raum.

139. Pyrogenium

Aus verfaultem Ochsenfleisch gewonnene Arznei (Nosode), die sich bei allen fieberhaften Erkrankungen mit Schüttelfrost bewährt hat, ungeachtet des Ortes der Entzündung. Bei Halsentzündung ist sie vorbeugend empfehlenswert.

140. Ranunculus bulbosus – Knollenhahnenfuß

Bewährte Anwendung bei Gürtelrose und Neuralgie im Bereich des Brustkorbes.

141. Rhus toxicodendron – Giftsumach

Überanstrengung (Kreuzschmerz, Gliederschmerzen), Verstauchung und Zerrung von Gelenken, Sehnen und Bändern; Unterkühlung (Katarrhe der Luftwege, der Blase, des Darmes) und Durchnässung (Rheuma, rheumatische Grippe) sind die Auslöser, die dieser Arznei bedürfen. Ihre Beziehung zur Haut heilt bläschenförmige juckende Ausschläge bei Gürtelrose, Lippenbläschen, Nesselsucht, Scharlach und Sonnenbrand. Die nächtliche Ruhe verschlimmert alle Beschwerden, nur die Wärme bringt Linderung.

142. Rubia – Krapp (Färberröte)

Bewährt zur Auflösung von Nierensteinen, als Kur verabreicht.

143. Rumex – Krauser Ampfer

Bewährte Arznei für den trockenen Kitzelhusten, als habe man eine

Feder im Hals. Er tritt besonders auf beim Übergang ins Kalte, von drinnen nach draußen.

144. Ruta – Gartenranke

Sehr bewährte Arznei für Verletzungen der Knochenhaut, auch bei Überlastungsschmerz der Gelenke wie Tennisarm oder Handgelenksschwäche.

145. Sabadilla – Mexikanisches Läusekraut

Beim Heuschnupfen bewährt, wenn ständiger innerer Frost die Glieder und den Rücken durchschauern. Das Gesicht ist erhitzt, der brennende Tränenfluß verschlimmert sich in kühler Luft, das Nasensekret ist klar bis weiß-schleimig, krampfartiges Niesen erschüttert Stirn und Schläfen. Der Rachen ist trocken, kratzig, was zu ständigem Räuspern zwingt.

146. Sabal – Zwergpalme

Erste Arznei bei Prostata-Vergrößerung mit leichten Harnentleerungsstörungen.

147. Sabina – Sadebaum (Stinkwacholder)

Sie ist eine sehr bewährte Arznei für Blutungen mit drohender Fehlgeburt in den ersten Schwangerschaftsmonaten.

148. Sambucus – Schwarzer Holunder

Für den Säuglingsschnupfen im 1. Lebensjahr. Das Nasensekret ist weißlich-zäh. Auch Husten und Fieber können sich hinzugesellen.

149. Sanguinaria – Kanadische Blutwurz

Eine Arznei für den Heuschnupfen, wenn Blut- und Hitzewallungen das Gesicht röten wie rot angemalt und aufgedunsen. Brennender Tränenfluß, brennender Nasenfluß, dumpfer Schmerz an der Nasenwurzel, brennender Rachen, trocken-scharrender, stechender Husten mit nächtlicher Verschlimmerung. Linderung der Beschwerden an der frischen Luft trotz Kälte- und Zugluftempfindlichkeit. – Bewährte Anwendung bei chronischem trockenen Husten nach Erkältungen und bei rechtsseitigem Kopfschmerz mit Röte des Gesichts.

150. Sarsaparilla – Stechwinde

Bewährte Arznei für Nierengrieß bei eher schlanken, blassen, manchmal abgehärmten Kindern und Erwachsenen. Die Blase brennt gegen Ende des Harnlassens, der Schmerz verweilt danach und beruhigt sich oft erst wieder beim nächsten Harnen.

151. Selenium – Selen

Für Prostatabeschwerden jüngerer Männer (*Conium* für ältere Männer), die ihre sexuelle Lüsternheit nicht verbergen können und zu ständiger Erschöpfung neigen.

152. Senecio – Goldenes Kreuzkraut

Bewährte Arznei bei ausbleibender Periode. Stattdessen kann Nasenbluten erscheinen.

153. Silicea – Kieselsäure

Der *Silicea*-bedürftige Mensch ist von häufigen Erkältungen mit chronisch wiederkehrenden Schleimhautkatarrhen geplagt. Alle Ausscheidungen sind übelriechend, eitrig-stinkend. Wunden heilen schlecht. Lymphdrüsenschwellungen begleiten diese Störungen. Das Abwehrsystem ist verschlackt. So verstehen wir, daß auch die seelische Abwehr verschlackt ist. Unsicherheit, Ängstlichkeit, Furcht vor den gestellten Aufgaben des Alltags schon beim Erwachen begleiten und bedrücken diesen Menschen. Mißerfolge demütigen ihn bis zum Lebensüberdruß und machen ihn schreckhaft, überempfindlich für Geräusche und andere Heftigkeiten. – Bewährte Anwendung bei „Fußpilz" im Winter und bei Masernkomplikationen mit Atemnot und Durchfall.

154. Solidago – Wilde Goldrute

Sie wird zusammen mit *Berberis* als bewährte „Nierentropfen“ bei allen Erkrankungen der Harnwege zur Spülung und Entgiftung derselben eingesetzt.

155. Spigelia – Wurmkraut

Zunächst, wie der Volksname verrät, ist sie eine Arznei für Wurmerkrankungen. Ihre bewährte Anwendung erstreckt sich aber auch auf das Herz und auf linksseitige Scheitelkopfschmerzen. Ihre Schmerzqualität ist stechend.

156. Spongia – Meerschwamm

Ihre bewährte Anwendung findet diese Arznei beim Asthma und Husten, auch Keuchhusten. Die Atmung giemt und pfeift, wie durch einen Badeschwamm gepreßt. Der Husten ist vorwiegend trocken. Er verschlimmert sich beim Niederlegen und vor Mitternacht, wobei sich oft ein Erschöpfungsgefühl einstellt.

157. Sulfur – Schwefel

Der *Schwefel* ist eine tiefgreifende Arznei. In diesem Rahmen wird er jedoch nur empfohlen zur Ausleitung von Giften nach Infektionen und Erkältungen und zur Besänftigung des begleitenden Juckreizes bei Kinderkrankheiten mit Ausschlag.

158. Sulfur jodatum – Jodschwefel

Eine bewährte Arznei zur Auflösung von Eiterherden (z. B. Akne) und Gelenksergüssen; nach einer akuten Entzündung einzusetzen.

159. Symphytum – Beinwell

Bei Knochenverletzung jeglicher Art bewährt. Knochenbrüche heilen erfahrungsgemäß rascher, weil sie die Verknöcherung beschleunigt.

160. Stannum jodatum – Zinnchlorür

Die chronische Bronchitis bedarf dieser Arznei. Große allgemeine Schwäche herrscht vor, ebenso schwach wie die Hustenstöße. Trockener Kitzelhusten plagt vor allem nachts. Das leicht lösliche Sekret ist durch die Schwäche schwer abhustbar, ist zäh, klumpig, gelb-grün und schmeckt widerlich süßlich. Bei den Hustenstößen geht tröpfchenweise Urin ab.

161. Staphisagria – Stephanskraut (Läusesamen)

Das Verhalten dieses Kindes, das durch diese Arznei ausgeglichener wird, ähnelt jenem bei *Chamomilla* und stellt eine Steigerung dar. Mürrisch, übelgelaunt, sexuell überreizt, bricht es bei Tadel und Widerspruch in unbändige Zorneswut aus, stampft auf den Boden, wirft sich auf den Boden und schlägt um sich. Der angebotene Trost und der einfallsreiche Zuspruch verschlimmern nur die Lage. Laut schreiend wirft es erreichbare Gegenstände in seine Umgebung. – Bewährte Anwendung beim Gerstenkorn, bei Schnittverletzung (auch Operationswunde) und bei schwarz verfärbter Zahnkaries.

162. Sticta – Lungenflechte

Die Pflanze ist gestaltet wie die Verzweigung der Bronchien in der Lunge. Der Volksname verrät uns ihre Anwendung als Arznei beim Erkältungshusten. Zuerst beginnt der Schnupfen und steigt langsam über den Rachen in die Bronchien hinab. Der Husten ist meist trocken, auch mäßig feucht, verschlimmert sich beim Niederlegen und die ganze Nacht. Beim Husten schmerzt die Brust und der Hinterkopf wie zum Zerplatzen.

163. Stramonium – Gemeiner Stechapfel (Teufelsapfel)

Das Arzneibild von *Stramonium* entspricht dem Teuflischen des mecklenburgischen Volksnamens und jenem Kind mit erschreckend gewalttätigen Zornesausbrüchen. Trost beantwortet es unvorhersagbar und unkontrolliert. Spielsachen werden in blinder Wut zerstört. Dunkelheit verursacht ausgeprägte Angst vor Geistern und Fratzen. In der

Nacht erwacht es mit einem schrillen Aufschrei, klammert sich an den Herbeigeeilten ohne ihn zu erkennen. Licht besänftigt die nächtliche Phantasie und sollte die Nacht über nicht gelöscht werden.

164. Strophantus

Eine wundervolle Arznei für Prüfungs- und Situationsängste, wenn das Herz flattert, der Kopf wie leer ist, die Konzentration unmöglich ist und wenn die bewährten Prüfungsarzneien *Argentum nitricum, Gelsemium* oder *Arsen* bereits eingenommen wurden. In jeder Schultasche mitführen und auch dem Nachbarn abgeben.

165. Tabacum – Tabak

Wer kennt nicht die Empfindungen einer frühjugendlichen Nikotinvergiftung! Ohnmachtsgefühl, Schwindel, Elendigkeit, krampfartige Übelkeit im Oberbauch; kalte, klebrige Schweiße überall, blasses Gesicht mit blauer, kalter Nasenspitze. Auch ohne Nikotingenuß sind uns diese Erscheinungen bekannt beim Kater, bei Ohnmacht, bei Diabetes-Entgleisung und bei Reiseerkrankung. Niederlegen, frische Luft und Augenschließen lindern die Erscheinungen.

166. Tartarus emeticus – Brechweinstein (Antimonium tartaricum)

Eine bewährte Arznei für blasse, übelgelaunte Kinder mit belegter Zunge und tiefem, feinblasigem, schwer abhustbarem Schleimrasseln beim Würge- und Brechhusten der Erkältungsbronchitis und des Asthmas. Das Kind erschöpft und verfällt zusehends. Beim Erwachsenen begleiten Kreuz- und Ischiasschmerzen die Hustenstöße. Der Kreuzlahme sitzt lieber aufrecht, denn Niederlegen verschlimmert seine Beschwerden.

167. Thea – Tee

Bewährte Schlafarznei für germanische Kaffeetrinker wie *Coffea* für den nordischen Teetrinker mit gleichem, bei *Coffea* beschriebenem Temperament.

168. Thuja – Abendländischer Lebensbaum

Bewährte Anwendung bei chronischer Nasennebenhöhlen-Entzündung mit dickem, grünlichem Nasensekret, auch nach Scharlach.

169. Tuberculinum

Eine aus menschlichen Krankheitsprodukten gewonnene Arznei (Nosode) als Bestandteil der Eugenischen Kur während der Schwangerschaft und als Reaktionsarznei bei verschiedenen lymphatischen Erkrankungen. Sie besänftigt die angeborene Krankheitsbereitschaft, die uns durch die ererbte Anlage mitgegeben wurde und unsere Unvollkommenheiten und Minderwertigkeiten mitbestimmen und uns erklärlich machen.

170. Urtica urens – Brennessel

Bewährte Arznei bei heftig juckendem, brennendem Nesselausschlag nach Genuß bestimmter Nahrungsmittel. Feuchte Kühle verschlimmert auffallenderweise die Schmerzen, während mäßige Wärme lindert.

171. Veratrum album – Weißer Nieswurz

Bewährte Arznei bei Kreislaufstörungen und Ohnmachtsanwandlungen infolge niedrigen Blutdrucks. Häufig sind diese Erscheinungen die Folge von Schreck, Ärger, Aufregung, Furcht, Zorn, Infektionskrankheiten und länger dauernden Durchfällen. Schwindel beim Bücken, Aufrichten und Umdrehen. Die Augen sind eingefallen, das blaßbläuliche Gesicht ist mit kaltem Schweiß bedeckt. Eine geschäftige Unruhe herrscht vor, die sich besänftigt durch Auf- und Abgehen und vorübergehend durch Essen und kaltes Trinken. Der *Veratrum*-Bedürftige friert innerlich, verweigert jedoch warmes Einhüllen.

172. Vipera – Kreuzotter

Wie *Lachesis* ein Schlangengift, das zur Arznei aufbereitet wurde. So verstehen wir die gleiche Wirkungsrichtung auf die Blutgefäße und das Herz. So ist auch das Erscheinungsbild des herzkranken Menschen ähnlich dem bei *Lachesis* beschriebenen. Nur sein Gesicht bleibt erschreckend blaß im Leid. In seinen Beinen empfindet er das Gefühl, als wollten sie zerplatzen, wenn er sie, durch Unruhe aus dem Bett getrieben, am Bettrand herunterhängen läßt.

173. Zincum metallicum – Zink

Bewährt bei Kinderkrankheiten mit Ausschlägen, die nicht so recht erscheinen wollen. Und sehr bewährt bei unseren nervösen, fahrigen, hampeligen Kindern mit ständig hin- und herschaukelnden Beinen, als ob sie Fahrrad führen. Entsprechend mangelt es ihnen an Konzentration. Auch bei Erwachsenen mit derartigen nervösen Beinen angezeigt.

174. Zincum valerianum – Baldriansaures Zink

Als Schlafarznei für Menschen bewährt, die wie bei *Zincum* infolge unergründlicher Unruhe im Bett mit ihren Beinen radfahren und keinen Platz zum Schlafen finden.

Nachwort

Ich habe versucht, Ihnen meine Erfahrung aus der Praxis zu vermitteln, wie ich sie teilweise mit Ihnen erarbeiten durfte und deren Grundlage ich in der Wiener Schule der Homöopathie begegnen durfte. Sicherlich wird im Laufe der Zeit das eine oder andere Kapitel ergänzt, vervollständigt, die eine oder andere Störung hinzugefügt. Das entscheidet letztlich der Lauf unserer weiteren gemeinsamen Erfahrung und Erarbeitung. Inzwischen wünsche ich Ihnen viel Freude beim Lesen, beim Stöbern, bei der Verfeinerung Ihrer Beobachtung, bei der Bereicherung Ihres Arzneiwissens und bei der Anwendung der Arznei. Lassen Sie uns die Freude gemeinsam teilen, uns ergänzen, vervollständigen zur Verfeinerung und Bereicherung unserer eigenen Person.

Listen

Arzneien und Kapitel

23. Arnica
Abszeß (1)
Geburt (18)
Gichtanfall (20)
Herz (26)
Kopfschmerz (36)
Operation (48)
Schlaganfall (61)
Schwangerschaft (67)
Verletzungen (73)
Wirbelsäule (75)
Wochenbett (76)
Zahnziehen (80)

24. Arsenicum album
Angst (3)
Asthma (4)
Durchfall (12)
Herz (26)
Heuschnupfen (27)
Ohnmacht (46)
Reisekrankheit (52)
Sonnenbrand (56)
Sonnenstich (57)
Schnupfen (63)
Schulangst (64)

25. Aurum
Herz (26)

26. Bang
Schwangerschaft (67)

27. Barium carbonicum
Mumps (31 b)
Scharlach (31 f)

28. Belladonna
Abszeß (1)
Asthma (4)
Augenbeschwerden (5)
Blase (8)
Blutdruckkrise (10)
Eierstock (13)
Fieber (15)
Galle (17)
Gichtanfall (20)
Halsschmerzen (22)
Husten (28)
Mumps (31 b)
Keuchhusten (31 e)
Scharlach (31 f)
Kinderschlaf (32)
Kniegelenkentzündung (35)
Nabelkolik (40)
Niere (44)
Ohrenschmerzen (47)
Periode (49)
Sonnenbrand (56)
Schilddrüse (59)
Schluckauf (62)
Umlauf (70)
Zahnschmerz (79)

29. Bellis
Schwangerschaft (67)
Verletzungen (73)

30. Berberis
Blase (8)
Galle (17)
Niere (44)
Schwangerschaft (67)

31. Borax
Mundfäule (39)

32. Bovista
Blutungen (11)
Periode (49)

33. Bromum
Husten (28)
Keuchhusten (31 e)
Schilddrüse (59)

34. Bryonia
Ärger (6)
Blinddarmreizung (9)
Eierstock (13)
Galle (17)
Husten (28)
Masern (31 d)
Kniegelenkentzündung (35)
Wirbelsäule (75)

35. Cactus
Herz (26)

36. Calcium carbonicum
Blutungen (11)
Neugeborenes (43)
Periode (49)

37. Calcium phosphoricum
Kopfschmerz (36)

38. Calculi biliaris
Galle (17)

39. Calculi renalis
Niere (44)

40. Calendula
Verletzungen (73)
41. Camphora
Erkältung (14)
Masern (31 d)
Ohnmacht (46)
42. Cantharis
Blase (8)
Scharlach (31 f)
Niere (44)
Sonnenallergie (55)
Sonnenbrand (56)
Verbrennung (72)
43. Capsicum
Heimweh (24)
44. Carbo vegetabilis
Asthma (4)
Durchfall (12)
Kater (30)
Masern (31 d)
Oberbauchsyndrom (45)
Ohnmacht (46)
45. Carduus
Galle (17)
46. Caulophyllum
Geburt (18)
47. Causticum
Bettnässen (7)
Blase (8)
Husten (28)
Operation (48)
Sonnenbrand (56)
Verbrennung (72)
Wochenbett (76)
48. Cepa
Heuschnupfen (27)
Schnupfen (63)
49. Chamomilla
Ärger (6)
Fieber (15)
Geburt (18)
Kinderschlaf (32)
Kinderzorn (33)
Kleinkind (34)
Nabelkolik (40)
Periode (49)
50. Chelidonium
Galle (17)
Schwangerschaft (67)
51. China
Wochenbett (76)
52. Cholesterinum
Galle (17)
53. Cimicifuga
Geburt (18)
Kopfschmerz (36)
54. Cina
Würmer (77)
55. Cinnabaris
Schnupfen (63)
56. Clematis
Wochenbett (76)
57. Cocculus
Kater (30)
Kopfschmerz (36)
Reisekrankheit (52)
Schwindel (68)
58. Coccus cacti
Keuchhusten (31 e)
Niere (44)
59. Coffea
Geburt (18)
Schlafstörung (60)
60. Colchicum
Schwangerschaft (67)
61. Collinsonia
Schwangerschaft (67)
Wochenbett (76)
62. Colocynthis
Ärger (6)
Galle (17)
Nabelkolik (40)
Niere (44)
Periode (49)
Wirbelsäule (75)
63. Conium
Prostata (50)
Schwindel (68)
64. Crocus
Blutungen (11)
65. Crotalus
Augenbeschwerden (5)
Blutungen (11)
66. Cuprum
Fieber (15)
Geburt (18)

Keuchhusten (31 e)
Neugeborenes (43)
Säugling (54)

67. **Cuprum aceticum**
Schwangerschaft (67)

68. **Cuprum arsenicosum**
Wadenkrämpfe (74)

69. **Cuprum oxydatum nigrum**
Würmer (77)

70. **Cypripedium**
Kinderschlaf (32)

71. **Drosera**
Husten (28)
Keuchhusten (31 e)

72. **Dulcamara**
Blase (8)
Erkältung (14)

73. **Echinacea**
Wochenbett (76)

74. **Equisetum**
Bettnässen (7)

75. **Eupatorium**
Erkältung (14)
Fieber (15)

76. **Euphorbium**
Heuschnupfen (27)

77. **Euphrasia**
Augenbeschwerden (5)
Masern (31 d)

78. **Ferrum metallicum**
Schultergelenk (66)

79. **Ferrum phosphoricum**
Bettnässen (7)
Blutungen (11)
Durchfall (12)
Fieber (15)
Kleinkind (34)
Niere (44)
Ohrenschmerzen (47)
Schilddrüse (59)
Schultergelenk (66)

80. **Ferrum picrinicum**
Prostata (50)

81. **Fucus vesiculosus**
Schilddrüse (59)

82. **Galphimia**
Heuschnupfen (27)

83. **Gelsemium**
Ärger (6)
Erkältung (14)
Geburt (18)
Kopfschmerz (36)
Schlafstörung (60)
Schulangst (64)

84. **Glonoinum**
Blutdruckkrise (10)

85. **Graphites**
Magenschmerzen (38)

86. **Hamamelis**
Periode (49)

87. **Hepar sulfuris**
Abszeß (1)
Halsschmerzen (22)
Husten (28)
Schnupfen (63)
Umlauf (70)
Verletzungen (73)
Wochenbett (76)
Zahnschmerz (79)

88. **Herniaria**
Niere (44)

89. **Hydrastis**
Säugling (54)
Schnupfen (63)

90. **Hyoscyamus**
Husten (28)
Kopfschmerz (36)
Ohnmacht (46)
Reisekrankheit (52)
Schluckauf (62)

91. **Hypericum**
Verletzungen (73)
Wirbelsäule (75)
Wochenbett (76)
Zahnschmerz (79)
Zahnziehen (80)

92. **Ignatia**
Halsschmerzen (22)
Kleinkind (34)
Kopfschmerz (36)
Kummer (37)
Magenschmerzen (38)
Periode (49)
Schwangerschaft (67)

93. **Influencinum**
Erkältung (14)

94. **Ipecacuanha**
Asthma (4)
Blutungen (11)
Husten (28)
Kleinkind (34)
Schwangerschaft (67)
95. **Iris**
Kopfschmerz (36)
96. **Jalapa**
Kinderschlaf (32)
97. **Kalium bichromicum**
Schnupfen (63)
98. **Kalium bromatum**
Akne (2)
Nervosität (41)
Schlafstörung (60)
99. **Kalium carbonicum**
Blutungen (11)
Periode (49)
Schwangerschaft (67)
100. **Kalium chloratum**
Schnupfen (63)
101. **Kalium jodatum**
Schnupfen (63)
102. **Kalium phosphoricum**
Nervosität (41)
103. **Kalium sulfuricum**
Schnupfen (63)
104. **Kreosotum**
Wochenbett (76)
Zahnkaries (78)
105. **Lac caninum**
Stillzeit (58)
106. **Lachesis**
Abszeß (1)
Blinddarmreizung (9)
Eierstock (13)
Halsschmerzen (22)
Herz (26)
Insektenstiche (29)
Scharlach (31 f)
Sonnenstich (57)
Schwindel (68)
Venenentzündung (71)
Wochenbett (76)
107. **Ledum**
Insektenstiche (29)
Verletzungen (73)
108. **Luesinum**
Schulmüdigkeit (65)
109. **Luffa**
Schnupfen (63)
110. **Lycopodium**
Halsschmerzen (22)
Scharlach (31 f)
111. **Lycopus**
Schilddrüse (59)
112. **Magnesium carbonicum**
Säugling (54)
113. **Magnesium muriaticum**
Säugling (54)
114. **Magnesium phosphoricum**
Nabelkolik (40)
Niere (44)
Periode (49)
Säugling (54)
Schluckauf (62)
Wadenkrämpfe (74)
115. **Mandragora**
Magenschmerzen (38)
116. **Medorrhinum**
Säugling (54)
117. **Mephites**
Asthma (4)
118. **Mercurius corrosivus**
Eierstock (13)
Mundfäule (39)
119. **Mercurius dulcis**
Galle (17)
120. **Mercurius solubilis**
Halsschmerzen (22)
Mumps (31 b)
Scharlach (31 f)
Schwangerschaft (67)
Verletzungen (73)
Zahnschmerz (79)
121. **Mezereum**
Gürtelrose (21)
122. **Millefolium**
Periode (49)
Schwangerschaft (67)
123. **Moschus**
Masern (31 d)
124. **Myristica**
Abszeß (1)
Umlauf (70)

125. Natrium carbonicum
Kopfschmerz (36)
Umknicken (69)
126. Natrium muriaticum
Heimweh (24)
Herpes labialis (25)
Herz (26)
Kummer (37)
Schilddrüse (59)
127. Nux moschata
Schwangerschaft (67)
128. Nux vomica
Ärger (6)
Durchfall (12)
Erkältung (14)
Geburt (18)
Hämorrhoiden (23)
Kater (30)
Kleinkind (34)
Kopfschmerz (36)
Magenschmerzen (38)
Operation (48)
Wirbelsäule (75)
129. Okoubaka
Schwangerschaft (67)
130. Opium
Ohnmacht (46)
Operation (48)
Schlaganfall (61)
131. Petroleum
Reisekrankheit (52)
132. Petroselinum
Blase (8)
133. Phosphorus
Angst (3)
Augenbeschwerden (5)
Blutungen (11)
Husten (28)
Kinderschlaf (32)
Kopfschmerz (36)
Schulmüdigkeit (65)
Schwindel (68)
134. Phytolacca
Halsschmerzen (22)
Stillzeit (58)
Wochenbett (76)
Zahnziehen (80)
135. Podophyllum
Kleinkind (34)
136. Pollen
Heuschnupfen (27)
137. Populus
Prostata (50)
138. Pulsatilla
Blutungen (11)
Geburt (18)
Hämorrhoiden (23)
Kopfschmerz (36)
Masern (31 d)
Oberbauchsyndrom (45)
Ohrenschmerzen (47)
Schwangerschaft (67)
Wochenbett (76)
139. Pyrogenium
Blase (8)
Blinddarmreizung (9)
Eierstock (13)
Halsschmerzen (22)
Niere (44)
Wochenbett (76)
140. Ranunculus bulbosus
Gürtelrose (21)
Rippenneuralgie (53)
141. Rhus tox
Blase (8)
Erkältung (14)
Gürtelrose (21)
Herpes labialis (25)
Scharlach (31 f)
Nesselsucht (42)
Sonnenbrand (56)
Umknicken (69)
Verletzungen (73)
Wirbelsäule (75)
142. Rubia
Niere (44)
143. Rumex
Husten (28)
144. Ruta
Verletzungen (73)
Wirbelsäule (75)
145. Sabadilla
Heuschnupfen (27)
146. Sabal
Prostata (50)
147. Sabina

Schwangerschaft (67)
148. Sambucus
Säugling (54)
Schnupfen (63)
149. Sanguinaria
Heuschnupfen (27)
Husten (28)
Keuchhusten (31 e)
Kopfschmerz (36)
150. Sarsaparilla
Niere (44)
151. Selenium
Prostata (50)
152. Senecio
Periode (49)
153. Silicea
Fußpilz (16)
Masern (31 d)
Schnupfen (63)
154. Solidago
Blase (8)
Niere (44)
Schwangerschaft (67)
155. Spigelia
Herz (26)
Kopfschmerz (36)
Würmer (77)
156. Spongia
Asthma (3)
Husten (28)
Keuchhusten (31 e)
157. Sulfur
Windpocken (31 a)
Masern (31 d)
Schnupfen (63)
158. Sulfur jodatum
Akne (2)
Kniegelenkentzündung (35)
159. Symphytum
Verletzungen (73)
160. Stannum jodatum
Husten (28)
161. Staphisagria
Gerstenkorn (19)
Insektenstiche (29)
Kinderzorn (33)
Operation (48)
Verletzungen (73)
Zahnkaries (78)
162. Sticta
Husten (28)
163. Stramonium
Kinderschlaf (32)
Kinderzorn (33)
164. Strophantus
Schlafstörungen (60)
Schulangst (64)
165. Tabacum
Kater (30)
Ohnmacht (46)
Reisekrankheit (52)
Schwindel (68)
166. Tartarus emeticus
Asthma (4)
Husten (28)
Wirbelsäule (75)
167. Thea
Schlafstörungen (60)
168. Thuja
Scharlach (31 f)
Schnupfen (63)
169. Tuberculinum
Schwangerschaft (67)
170. Urtica urens
Nesselsucht (42)
171. Veratrum album
Durchfall (12)
Ohnmacht (46)
Schwangerschaft (67)
Schwindel (68)
172. Vipera
Herz (26)
173. Zincum
Röteln (31 c)
Nervosität (41)
174. Zincum valerianum
Schlafstörungen (60)

Homöopathische Hausapotheke

Arzneien für zu Hause

1	Acidum fluoricum	D6	39	Carbo vegetabilis	D30
2	Acidum hydrocyanicum	D4	40	Caulophyllum	D4
3	Acidum nitricum	D6	41	Causticum	D4
4	Acidum phosphoricum	D6	42	Causticum	D200
5	Acidum salicylicum	D12	43	Cepa	D3
6	Acidum sulfuricum	D3	44	Chamomilla	D30
7	Aconitum	D30	45	Chelidonium	D6
8	Agaricus	D12	46	Cinnabaris	D4
9	Aloe	D6	47	Coccus cacti	D6
10	Ambra	D3	48	Cocculus	D12
11	Ammonium bromatum	D4	49	Coffea	D12
12	Ammonium carbonicum	D4	50	Colocynthis	D3
13	Antimonium crudum	D30	51	Crotalus	D12
14	Antimonium crudum	D200	52	Cuprum	D30
15	Apis	D4	53	Cuprum arsenicosum	D4
16	Apis	D30	54	Drosera	D3
17	Apis	D200	55	Dulcamara	D6
18	Argentum nitricum	D30	56	Eupatorium	D200
19	Arnica	D4	57	Euphorbium	D6
20	Arnica	D30	58	Euphrasia	D3
21	Arnica	D200	59	Ferrum phosphoricum	D12
22	Arsenicum album	D6	60	Galphimia	D6
23	Arsenicum album	D30	61	Gelsemium	D30
24	Aurum	D30	62	Glonoinum	D30
25	Belladonna	D30	63	Hamamelis	D4
26	Belladonna	D200	64	Hepar sulfuris	D12
27	Bellis	D3	65	Hydrastis	D4
28	Berberis	D3	66	Hyoscyamus	D12
29	Bovista	D6	67	Hyoscyamus	D30
30	Bromum	D6	68	Hyoscyamus	D200
31	Bryonia	D3	69	Hypericum	D3
32	Cactus	D3	70	Hypericum	D30
33	Calendula	D4	71	Ignatia	D12
34	Calcium carbonicum	D6	72	Ignatia	D30
35	Camphora	D1	73	Ipecacuanha	D4
36	Cantharis	D6	74	Iris	D6
37	Cantharis	D200	75	Kalium bichromicum	D12
38	Capsicum	D200	76	Kalium bromatum	D12

77	Kalium carbonicum	D 6	105	Rhus toxicodendron	D 4
78	Kalium chloratum	D 4	106	Rhus toxicodendron	D 30
79	Kalium jodatum	D 4	107	Rumex	D 6
80	Kalium phosphoricum	D 12	108	Ruta	D 3
81	Kalium sulfuricum	D 4	109	Sabadilla	D 6
82	Lachesis	D 12	110	Sambucus	D 4
83	Ledum	D 3	111	Sanguinaria	D 6
84	Luffa	D 6	112	Sarsaparilla	D 6
85	Lycopodium	D 4	113	Senecio	D 4
86	Lycopus	D 12	114	Silicea	D 6
87	Magnesium phosphoricum	D 4	115	Solidago	D 3
			116	Spigelia	D 4
88	Mercurius solubilis	D 12	117	Spongia	D 3
89	Mezereum	D 6	118	Sulfur	D 30
90	Millefolium	D 4	119	Symphytum	D 4
91	Myristica	D 4	120	Stannum jodatum	D 4
92	Natrium muriaticum	D 200	121	Staphisagria	D 3
93	Nux vomica	D 30	122	Staphisagria	D 12
94	Okoubaka	D 2	123	Staphisagria	D 30
95	Opium	D 200	124	Sticta	D 6
96	Petroleum	D 200	125	Stramonium	D 30
97	Phosphorus	D 12	126	Strophantus	D 4
98	Phosphorus	D 30	127	Tabacum	D 30
99	Phosporus	D 200	128	Tartarus emeticus	D 6
100	Phytolacca	D 4	129	Thea	D 12
101	Podophyllum	D 6	130	Thuja	D 6
102	Pulsatilla	D 4	131	Veratrum	D 30
103	Pulsatilla	D 30	132	Zincum	D 12
104	Pyrogenium	D 30	133	Zincum valerianum	D 30

Homöopathische Reise-Apotheke

1	Acidum fluoricum D6	16	Eupatorium D200
2	Aconitum D30	17	Ferrum phosph. D12
3	Aloe D6	18	Hepar sulfuris D12
4	Antimonium crudum D200	19	Kalium chlorat. D4
5	Apis D30	20	Lachesis D12
6	Arnica D30	21	Ledum D3
7	Arsenicum album D30	22	Mercurius sol. D12
8	Belladonna D30	23	Nux vomica D30
9	Bellis D3	24	Okoubaka D2
10	Cactus D3	25	Petroleum D200
11	Cantharis D200	26	Pyrogenium D30
12	Carbo vegetabilis D30	27	Rhus tox D30
13	Cepa D3	28	Staphisagria D12
14	Chamomilla D30	29	Tabacum D30
15	Cocculus D12	30	Zincum D12

Homöopathische Notfall-Apotheke

1	Acid hydrocyan D4	13	Carbo veg D30
2	Acid sulfur D3	14	Causticum D200
3	Aconit D30	15	Eupatorium D200
4	Apis D30	16	Hyoscyamus D30
5	Arnica D30	17	Hypericum D30
6	Arsen D30	18	Ledum D3
7	Belladonna D30	19	Opium D200
8	Bellis D3	20	Phosphor D30
9	Cactus D3	21	Rhus tox D30
10	Calendula D4	22	Ruta D3
11	Camphora D1	23	Symphytum D4
12	Cantharis D200	24	Tabacum D30

Anhang

Über das Fasten

Es ist erfreulich, wieviele Menschen den wahren Sinn des Fastens erkannt haben: Nicht die Verringerung des Übergewichtes, sondern in erster Linie die geistige Reinigung und damit auch die leibliche Reinigung. Immer mehr Nachfragen nach der Gestaltung einer Fastenkur veranlassen mich, hier im Anhang meine Erfahrungen mit meinen Fastenexperimenten mit Ihnen zu teilen.

Als ich nach 10 Jahren Abwesenheit aus dem Fernen Osten zurückkehrte, erschrak ich über die Reichhaltigkeit des Nahrungsangebotes und über die Reichhaltigkeit der Nahrungsaufnahme. Der Erfolg war im täglichen Straßenbild sichtbar und in den Fachzeitschriften über Zunahme der Stoffwechselerkrankungen lesbar. Ich entschloß mich zu minimaler Nahrungsaufnahme, die ich im Orient gelernt hatte und zu zwei jährlichen Fastenperioden, die sich über jene Tage erstrecken, an denen gewöhnlicherweise reichlich zugehauen wird: Über die Ostertage und über die Weihnachtstage.

Nach langen Jahren des Hin- und Her- und Ausprobierens kam ich zu dem Schluß, daß das Nullfasten, die mir angemessenste Form sei. Das heißt, während der Fastenzeit nahm ich nur Flüssigkeit zu mir. Als dann das Fasten Mode wurde mit dem Ziel der Gewichtsabnahme, fand ich neben *Otto Buchingers* Fastenbibel auch eine kleine Broschüre von *Hellmut Lützner*. Mit dessen Hilfe gestalte ich seither meine Fastentage so, wie ich sie Ihnen im folgenden aufzeichnen darf:

Der erste Tag beginnt mit einem *Obsttag*. An diesem Tag dürfen Sie nach Herzenslust Obst verzehren, das Sie nach Art der Saison oder nach Art des Treibhauses im Gemüseladen auffinden. Trinken Sie nach Durstgefühl und Durstverlangen und nicht nach angelesenen Vorschriften. *Durst* ist ein ursprüngliches, sehr individuelles Verlangen des Menschen. Trinken Sie jedoch kein Mineralwasser, sondern entweder unspezifische Tees, um dessen Zusammensetzung Sie Ihren Apotheker bitten oder *„Dr. Pohlmann's Königsteiner Haderheck-Quellwasser"*.

Der zweite Tag und jeder weitere Tag – wie lange Sie auch immer fasten wollen – beginnt mit *Bittersalz*. Geben Sie einen leicht gehäuften Teelöffel kristallinen Bittersalzes in ein Glas mit einem Viertelliter lauwarmen Quellwassers und trinken es „im Schuß“ runter, möglichst ohne abzusetzen. Das *Frühstück* besteht aus einer Tasse *Tee* oder auch zwei, nach Ihrer Wahl und Ihrem Geschmack. Wird es Ihnen gegen Mittag flau im Magen, dann dürfen Sie einen Teelöffel *Honig* lecken, aber nur einen! Mittags oder abends, je nachdem wie Sie es sich beruflich einrichten können, kochen Sie oder lassen sich eine *Suppe aus frischen Gemüsen* kochen, die Sie unzerkleinert in den Kochtopf einlegen. So z. B. eine halbe oder ganze Zwiebel, eine Kartoffel, eine Karotte, eine Stange Lauch. Mit Wasser übergossen, lassen Sie diese Brühe etwa 8 Minuten auf voller Hitze kochen und gießen die Brühe vom Gemüse ab. Diese Brühe wird zu Ihrer *Hauptmahlzeit*. Damit Sie genießbar wird, streuen Sie etwas Schnittlauch und Petersilie drauf und würzen Sie mit Meeres- oder Tangextrakten. Ab dem vierten Tag wird sie Ihnen zur sehnsuchtsvollen Köstlichkeit. Am Nachmittag gibt es dann wieder eine Tasse Tee nach Ihrer Wahl und am Abend oder, falls die Suppe abends genossen wird, zu Mittag bereiten Sie aus fertigem *Gemüsesaft*, der in Apotheken, Drogerien und in Krämerläden zubereitet erhältlich ist, einen Trunk mit einem Eßlöffel *Weizenkleie*, einem Eßlöffel mittelkörnigem, *ungeschrotetem Leinsamen* und einem Eßlöffel *geflockter Bierhefe*. Diese Substanzen lösen sich sehr gut im Gemüsesaft und werden schluckweise gemütlich hinuntergeschlürft. Auch an diesen Tagen dürfen Sie wie am ersten Tag Ihren Durst nach Ihrem persönlichen Verlangen löschen.

Diese Kur können Sie bis zu drei Wochen durchführen. In den ersten Tagen verlieren Sie viel Stuhl und viel Urin. Das heißt, die *Giftausschwemmung* hat begonnen. Sie werden solange stinkenden Stuhl und stinkenden Urin entleeren, als es der Entgiftungsprozeß erfordert. Danach werden Sie nur morgens und gelegentlich nachmittags noch einen Schuß Wasser aus Ihrem Darm spülen. Nach dem dritten, vierten Tag wird Ihnen allgemein frösteliger werden. Sorgen Sie für ein *warmes Bad* besonders vor dem Schlafengehen und reiben Sie Ihre Haut, die zunehmend austrocknet, mit *Citrus-* oder *Arnikaöl* ein.

Im allgemeinen habe ich keinen Leistungsabfall im Tageslauf erlebt, im Gegenteil, während beruflich stark beanspruchter Tage war ich *leistungsfähiger* als zuvor.

Verständlicherweise tritt ein Gewichtsverlust ein und zwar werden zunächst die Fettdepots abgebaut, aber auch das Muskelgewebe. Um das letztere zu vermeiden, denn durch den Muskelabbau kann es zu Herzklopfen und -stolpern kommen, ist es wichtig, daß Sie morgens und abends *Gymnastik* betreiben. 5 bis 10 Minuten sind hierfür ausreichend. Ich selbst betreibe während der Fastentage allabendlich ein bis zwei Stunden intensiv *Hatha-Yoga*. Dies wirkt dem Muskelabbau entschieden entgegen. Sie können sich auch einen *Spaziergang* genehmigen, den Sie aufrecht und bewußt abgehen sollten. Durch Bewegung werden die Fettpolster mobilisiert und abgebaut.

Wenn Sie nun den Flüssigkeitstagen den Rücken gekehrt haben, beginnen Sie auch die nächsten acht Tage des *Nahrungsaufbaues* mit einem Trunk *Bittersalz*. Allabendlich nehmen Sie fünf eingeweichte *Backpflaumen* zu sich, denn während der ersten Tage des Aufbaues werden Sie kaum mehr Stuhlgang entleeren. Die Nahrung der Aufbautage gestalten Sie mit kleinen Portionen wie *Obst, Joghurt, Nüsse* und *Salate*, um den Verdauungstrakt wieder anzuregen. Wenn Sie konsequent geblieben sind, werden Sie einige Phänomene erleben:

Erstens sind Sie mächtig *stolz* auf sich selbst und das mit Recht. Zweitens werden Sie bemerken, daß Sie *weniger Hunger* verspüren, um Ihr Regelgewicht zu halten, auch weniger Nahrung aufzunehmen brauchen. Dies ist ein Phänomen, das selbst der Fastenpapst *Buchinger* nicht erklären kann. Aber es bleibt eine wertvolle Erfahrung. Wir erziehen uns so zur Mäßigkeit in der Essenslust gegenüber einer Maßlosigkeit an Essensangebot. Geben Sie dem Verlangen Ihres Körpers nach und beobachten Sie feinfühlig, was und wieviel er bedarf. Ihr seelisches Gefüge und Ihre übergeordnete geistige Kontrolle werden es Ihnen danken mit – *Ausgeglichenheit* und *Gelassenheit*. Machen Sie es nach und erleben Sie es: das Fastenabenteuer zu Hause, insbesondere geteilt mit dem Lebenspartner oder den Mitgliedern der Familie, wird zum Genuß und zum gemeinsamen innerlichen Erleben aller Beteiligten. Ich wünsche Ihnen dazu, mit Freude durchzuhalten.

Über das Krebsproblem

Die häufigen Nachfragen über naturgemäße Heilweisen von Krebserkrankungen bewegen mich, Ihnen hierzu einige wesentliche Anmerkungen zu vermitteln.

Wie bei allen Erkrankungen – so auch bei dieser – sprechen wir in der Homöopathie von *krebserkrankten Menschen* (siehe auch Einführung). Der Mensch ist Mittelpunkt des Geschehens. Das Erfassen und Erkennen seiner Beziehung zu sich selbst, zu seiner Umwelt und zu seinem Schöpfer sind vordergründig. Seine Beziehungen entscheiden über seine *Fähigkeit*, eine Erkrankung zu überwinden; *Dorsci* nennt dies *Reserve*. Und um die Verbesserung, Anreizung und Auffrischung dieser Fähigkeit und Reserve hin zu lebendigen menschlichen Gefühls- und Denkprozessen geht es in der Homöopathie, wenn wir einen krebskranken Menschen in seiner Überwindung begleiten. Dies kann nur in *Zusammenarbeit* mit dem Erkrankten und mit seiner ihm nahestehenden Umwelt geschehen.

Alles was sich mit Lebendigem verkrustet, anklammert, festhält und erstarrt wie die Krebsgeschwulst, muß gelöst werden im Körperlichen wie im Seelischen und Geistigen. Das bedeutet, wir müssen uns aktiv loslösen von erstarrten Formen, denn die Beharrlichkeit der *Starre* trägt in sich die Zeichen von Unlebendigem (Leichnam), von Versteinertem (Grab). Die Loslösung, das *Loslassen-Können* ist für jeden Menschen erlernbar, der bereit ist, sich einer aktiven, positiven Lebenseinstellung zu bedienen, selbsttätig (Autosuggestion) oder mittels heute möglicher Methoden (Autogenes Training, Meditation, Yoga, Hinneigung zum Glauben und zum anderen Menschen, zum Du). Der erste Schritt zum Loslassen-Können wird uns ermöglicht durch das Annehmen des Gegebenen. „Das ist jetzt so!" Das *Annehmen des Soseins* befähigt uns zum Überwinden des *lebensfeindlichen* Gegebenen und führt uns hin zum *lebensfreundlichen* Dasein (siehe auch Kummer, Kapitel 37), zur Hinwendung im Du, zur Liebesfähigkeit.

Wenn wir in dieser *Sinnhaftigkeit* der Erkrankung unsere eigene, nur mir bzw. nur Dir eigene *Sinnfindung* erahnen, so ist die erste Annäherung an *lebensfördernde* Prozesse im Seelisch-Geistigen angeregt. Hier liegt die Stärke der Homöopathie, bis ins Seelisch-Geistige *mitsinnig* regulierend und harmonisierend zu wirken.

Im Leiblichen mobilisieren wir das *belastete*, erstarrte Abwehrsystem (Immunsystem) und befähigen es, mit *entlastenden* biologischen Behandlungsmöglichkeiten zur Selbstregulation.

Folgende Möglichkeiten stehen uns zur Seite:

1. Diät (Kohlenhydrate)
2. Mistel (Helixor, Iscador usw.)
3. Ozon (Blutwäschen)

Da die Diät und die Mistel weitgehend bekannt sind, möchte ich Ihnen auf den folgenden Seiten nur die Wirkungsbreite der Ozon-Therapie vermitteln.

Bedenken Sie, daß die klinische Medizin alle Voraussagen (Prognose) für den krebskranken Menschen nur nach seinem *Befund* bemißt. Diese erhebliche Einschränkung geht ganz und gar am *Befinden* des Erkrankten, an der menschlichen Seite der Erkrankung vorbei. Die homöopathische Medizin fordert vom Erkrankten die Zusammenarbeit. Diese führt ihn zur *Verantwortlichkeit* in seinem Sosein, befähigt ihn zur Sinnfindung und zur freiheitlichen Entscheidung über sein Leben, über sein Sterben oder über seinen Tod.

Was ist Ozon?

Eine besondere Modifikation des Elements Sauerstoff, welches aus 3atomigen Molekülen besteht. Es ist ein charakteristisch riechendes Gas und hat eine sehr hohe Oxydationswirkung.

Wo kommt Ozon vor?

Ozon kommt in den äußeren Schichten unserer Atmosphäre vor in Höhen von 10–40 km über der Erdoberfläche. Es besitzt eine hervorragende Filterwirkung gegen die gefährlichen Sonnenstrahlen, die sonst ein Leben auf der Erde unmöglich machen würden.

Wie stellen wir Ozon her?

Reiner Sauerstoff (med. Sauerstoff) und sehr hohe elektrische Entladungsenergie eines Entladungsgenerators ergibt *Ozon*, wie schon 1857 erstmals von *Werner v. Siemens* zur Herstellung von *Ozon* verwendet. Dieses Verfahren ist prinzipiell zur Herstellung unseres *medizinischen Ozons = Aktivsauerstoff* unverändert.

Wirkung des Ozons im menschlichen Körper:

1. Hilft der Leber wesentlich bei der Entgiftung.
2. Baut verstärkt Fette (Cholesterin und Triglyzeride) ab. Diese Fette sind bekanntlich ein wichtiger Schädigungsfaktor für die Blutgefäße (Herzinfarkt, Schlaganfall).
3. Wesentliche Verbesserung des Stoffwechsels der Zellen (Motor der gesamten Energiegewinnung des Körpers).
4. Abbau und damit deutliche Senkung des Harnsäurespiegels (Gichterzeuger und Schädigungsfaktor für die Gefäße).
5. Deutliche Verbesserung des Blutflusses. (Baut Durchblutungsstörungen ab und verhindert Neubildung).
6. Die Verklumpung der roten Blutkörperchen wird deutlich reduziert. (Verbesserung des Sauerstofftransportes und des Blutdurchflusses).

7. Vermehrtes Angebot und dadurch erhöhte Aufnahme von Sauerstoff für das Gewebe.
8. Tötet viele Arten von Bakterien, Viren und Pilzen ab und verhindert deren Neubildung.

Die Ozon-Therapiearten

Die *Ozon*-Therapie ist ungefähr 80 Jahre alt und wird von Ärzten seit dieser Zeit weltweit mit großem Erfolg durchgeführt. Millionen von Behandlungen wurden in den verschiedensten Formen durchgeführt – sei es als:

Injektionen intramuskulär, subkutan (unter die Haut), intravenös und intraarteriell, gemischt mit Blut als *kleine Eigenblutbehandlung*.

Für spezielle Indikationen: *Ozon* in Schmerzpunkte, Myogelosen, in Gelenke, um Gelenke und unter Geschwüre (offene Beine), in und um Krampfadern, in Besenreiser, in Cellulitisgebiete, usw.

Einen Meilenstein in der Ozontherapie setzt die nunmehr bestehende Möglichkeit der *„Blutwäsche“*.

Im Rahmen einer Blut-Ozon-Sauerstoff-Infusionsbehandlung besteht bei genauer Dosierungsmöglichkeit eine so intensive (hoch konzentrierte) Ozonbehandlung, wie es bisher noch nicht möglich war.

Bei dieser Therapie wird das *Ozon* dem Haemoglobin (roter Blutfarbstoff = Sauerstofftransportsystem) und dem Blutplasma (Sauerstofftransportsystem durch physikalische Lösung) in einer Infusionsflasche zugeführt.

Sowohl *Ozon* als auch Sauerstoff wird durch dieses Prinzip in wesentlich größeren Mengen aufgenommen und gelangt folglich beim Zurückfließen in das Gefäßsystem, auch *in größeren Mengen* und *höheren Konzentrationen* an den Ort der Schädigung im menschlichen Körper. (Abhängigkeit der Ozonwirkung von Menge und Konzentration). Diese Wirkung der *„Blutwäsche“* ist wissenschaftlich belegt worden.

Bei tausenden von Behandlungen hat gerade diese Therapiemöglichkeit, *die, richtig angewandt, völlig frei von Nebenwirkungen ist*, ihre positive Wirkung auch bei schwersten Krankheitsbildern gezeigt.

Anwendungsbereiche für die Ozontherapie – speziell für die *„Blutwäsche“* sind: (Ausschnitt der Behandlungsmöglichkeiten)

a) *Arthrosen* aller Gelenke
b) *Arterienverkalkung* der Herzkranzgefäße (Herzschmerzen bei Belastung und Ruhe)
c) sämtliche *Leberschädigungen* (Alkohol, Viren)
d) *Durchblutungsstörungen* der Arme, Beine und des Gehirns (offene Beine)
e) Nachbehandlung bei *Schlaganfall* (auch bei Lähmungen)
f) rheumatische Erkrankungen (*Muskel- oder Gelenkrheumatismus, Hexenschuß, Ischiasbeschwerden usw.*)
g) zu hohe *Blutfette*
h) zu hoher Harnsäurespiegel (*Gicht*)
i) verzögerte körperliche Erholung *nach schweren Erkrankungen*
j) unbedingt als *Zusatztherapie bei Krebs* (Therapieerfolg nachgewiesen)
k) Hauterkrankungen verschiedenster Art (*Akne, Ekzeme*)
l) alle Augenerkrankungen, durch *Durchblutungsstörungen* entstanden
m) *Migräne*
n) viele Arten von *Schwindelanfällen*
o) *allgemeine Abgeschlagenheit*
p) und viele mehr!

Ein sehr wichtiges Gebiet der Ozon-Sauerstoffbehandlung (ganz besonders im Hinblick auf die „*Blutwäsche*") ist noch gar nicht zur Sprache gekommen.

Die *Vorsorge gegen Krankheiten, ganz besonders bei bestehenden Risikofaktoren*: Nikotin, hohes Cholesterin, erhöhte Harnsäure, Bluthochdruck, Zuckererkrankung und fortgeschrittenes Lebensalter.

Die Lebenserwartung der Menschen betrug vor 50 Jahren ca. 50 Lebensjahre. Heute ist die Lebenserwartung im Durchschnitt zwischen 70 und 75 Lebensjahre. Im Alter nehmen die allgemeinen Gewebsveränderungen wie: Arterienverkalkung aller Gefäße (Herzinfarkt, Schlaganfall, Durchblutungsstörungen der Beine, usw.); schlechtere Sauerstoffaufnahme über die Lunge; Rheuma, Gicht, Bluthochdruck, Schwindelanfälle, allgemeine körperliche Abwehrschwäche und auch Krebserkrankungen deutlich zu.

Da die fortschreitenden negativen körperlichen Veränderungen ihre Begründung in schlechter Sauerstoffversorgung und damit verbundenen verschlechtertem Zellstoffwechsel haben, ist die Ozon-Sauerstofftherаpie aufgrund ihrer biochemisch und physiologisch nachgewiesenen Wirkungsweise absolut in der Lage, die entstehenden Schäden (Krankheiten) zeitlich deutlich hinauszuzögern oder völlig zu verhindern.

Da diese Therapie nachweislich Krankheiten dieser Art deutlich gebessert und geheilt hat, ist es für jeden einsichtig, daß dies die Methode der Wahl ist, so gut wie möglich sich vor diesen Erkrankungen zu schützen und bei Behandlung im Anfangsstadium eine sichere Heilung zu erzielen. Die Behandlung im Anfangsstadium einer Erkrankung ist besonders zu fordern, denn die meisten Kranken wenden sich erst dann der Ozontherapie zu, wenn ein Spätstadium erreicht worden ist und keine Aussicht auf Erfolg mit anderen Therapiearten mehr möglich ist.